悪性症候群と
その周辺疾患

著 西嶋康一 自治医科大学准教授

株式会社 新興医学出版社

NEUROLEPTIC MALIGNANT SYNDROME and RELATED DISORDERS

KOICHI NISHIJIMA

*Associate Professor, Department of Psychiatry,
Jichi Medical University, Tochigi, Japan*

© First edition, 2010 published by
SHINKOH IGAKU SHUPPAN CO.LTD., TOKYO.
Printed & bound in Japan

序　文

　悪性症候群（neuroleptic malignant syndrome, NMS）は，フランスの Delay により「最も重篤な，しかし最もまれで知られていない抗精神病薬の副作用」として報告された。その報告から50年近く経過して，現在の悪性症候群をとりまく状況はどうなっているであろうか。明らかに変わったのは，「最も知られていない」という点であろう。医学部の精神科の講義では，悪性症候群はかならず教えられており，研修医でその概念を知らない者はいないと思われる。死亡率に関しては10％をきるようになり，我々精神科医においては，悪性症候群に遭遇しても以前程の重篤感，治療に向き合う時の抵抗感は持たなくなっている。しかし，抗精神病薬のさまざまな副作用の中では重篤な副作用であることに変わりはない。「最もまれ」という点に関しては，1980年を経過した頃から世界的に悪性症候群に関する症例報告，総説などがさまざな医学雑誌に掲載され2000年以降その報告数は下降しているが，Medline や中央医学誌のサイトを見ると今もなおその症例が報告されている。最近は，新しい抗精神病薬による発症例，非定型的な症状を示した例，精神科以外の領域で発症した例などの報告が多い。雑誌に掲載された症例だけでなく，内外のいろんな学会で報告されたものまで含めると，最初の報告例から現在までどれぐらいの報告例が発表されたかわからないくらいの数が報告されている。その意味で，悪性症候群は「発症のまれな病態」という観は受けないが，本文で述べるように発生率は抗精神病薬服用患者の0.02％とも0.2％ともいわれており，抗精神病薬によって発症する錐体外路症状に比較すれば明らかにまれな病態といえる。事実，精神科の専門医であっても悪性症候群を経験していない医師も多くいると聞く。著者は，最初の悪性症候群の症例に遭遇してから悪性症候群と断定できる症例は直接的，間接的に40例近く経験している。この経験から，悪性症候群といってもさまざまな経過，症状を示すものがあることを実感している。また，悪性症候群に症状が類似していてその後の経過や検査結果からそうでなかった例も多く経験してきた。これまでに悪性症候群の総説はいろんな雑誌に掲載されている。しか

し，すべての疾患がそうであるように，悪性症候群の患者を実際に診察し，治療にあたらないと悪性症候群とはどのようなものかわからないであろう。本書は，悪性症候群を経験していない研修医や精神科医を想定して，著者が経験したさまざまな悪性症候群の症例を具体的に記述した。それによって，普通の総説だけではわからない悪性症候群の実相を感じ取っていただければ幸いである。

　本書は，表題のとおり悪性症候群を中心にして記載したが，最近選択的セロトニン再取り込み阻害薬（SSRI）やセロトニン・ノルアドレナリン再取り込み阻害薬（SNRI）などの抗うつ薬の使用の増加に伴い悪性症候群に症状が類似しているセロトニン症候群が注目されている。また，セロトニン症候群と同様，悪性症候群と症状が類似している病態に悪性緊張病（致死性緊張病）があり，近年その異同が問題となっている。この2疾患と悪性症候群との関連は重要であり，鑑別の項で簡略に記述するのは困難と考え，セロトニン症候群と悪性緊張病は項を改めて記載した。

2009年12月

自治医科大学　精神科
西嶋康一

目 次

I. 悪性症候群 …………………………………………………1
A. 悪性症候群の臨床 …………………………………………1
1. 悪性症候群の歴史 ………………………………………1
2. 発現頻度 …………………………………………………3
3. 死亡率 ……………………………………………………4
4. 原因薬剤 …………………………………………………5
   a. ドパミン受容体遮断作用を有する薬剤 …………5
   b. その他の薬剤 ………………………………………6
5. 発症危険因子 ……………………………………………8
   1）患者側の要因 ………………………………………8
   2）投薬方法 ……………………………………………8
   3）環境因 ………………………………………………9
6. 性差・年齢 ………………………………………………9
7. 悪性症候群の臨床症状 …………………………………10
8. 悪性症候群の診断基準 …………………………………11
9. 悪性症候群の早期発見 …………………………………14
10. 悪性症候群の評価尺度 …………………………………16
11. 検査所見 …………………………………………………17
12. 特徴的な臨床症状を示した症例 ………………………18
    1）向精神薬の中断を契機に発症した症例 ……………19
    2）著明な振戦が認められた症例 ………………………20
    3）血清CK値の上昇が悪性症候群の症状と一致しなかった例 ………21
    4）筋強剛が認められなかった症例 ……………………23
    5）不随運動が目立ち神経変性疾患が疑われた症例 ……………24
13. 鑑別診断 …………………………………………………26

1) 悪性高熱症 …………………………………………26
2) 熱射病 ………………………………………………28
3) 横紋筋融解症 ………………………………………31
4) 水中毒 ………………………………………………34
5) 有機リン中毒,コリン作動性クリーゼ ……………36
6) 膠原病・神経筋疾患 ………………………………38
7) 薬物中毒 ……………………………………………38
8) その他 ………………………………………………39
14. 治療 ……………………………………………………39
1) 治療の基本 …………………………………………39
2) 薬物療法 ……………………………………………40
　a. Dantrolene ………………………………………40
　b. ドパミン作動薬 …………………………………40
　c. その他 ……………………………………………41
3) 電気けいれん療法 …………………………………43
15. 悪性症候群の後遺症 …………………………………47
16. 悪性症候群から改善後の抗精神病薬の再投与 ……47
17. 悪性症候群と麻酔 ……………………………………47
1) 悪性症候群の既往を有する患者の麻酔 …………47
2) 抗精神病薬長期服用患者の麻酔 …………………48

B. 悪性症候群の病態生理仮説 …………………………49
1. 骨格筋異常仮説 ………………………………………49
2. ドパミン受容体遮断仮説 ……………………………50
3. ドパミン・セロトニン不均衡仮説 …………………51
4. 細胞内カルシウム異常仮説 …………………………51
5. その他 …………………………………………………52

C. 悪性症候群の基礎研究 ……………………………………………52
　1. 悪性症候群患者の体液中のモノアミン動態 ………………52
　2. 悪性症候群患者の剖検脳に関する研究 ……………………57
　3. 悪性症候群の画像研究 ………………………………………58
　4. 悪性症候群の遺伝子研究 ……………………………………59
　5. 悪性症候群の動物モデル ……………………………………60

Ⅱ. セロトニン症候群 ……………………………………………………63
　1. セロトニン症候群の歴史 ……………………………………63
　2. 副作用発現頻度 ………………………………………………64
　3. 死亡率 …………………………………………………………65
　4. セロトニン症候群を発現させる薬剤 ………………………65
　5. 発症危険因子 …………………………………………………68
　6. 臨床症状 ………………………………………………………69
　7. 臨床検査所見 …………………………………………………71
　8. セロトニン症候群の診断基準 ………………………………71
　9. 症例提示 ………………………………………………………75
　　1) 典型例 ……………………………………………………75
　　2) 遷延例 ……………………………………………………76
　10. 悪性症候群との鑑別 …………………………………………78
　11. 治療方法 ………………………………………………………79
　12. セロトニン症候群の後遺症 …………………………………83
　13. セロトニン症候群の基礎研究 ………………………………83
　　1) 病態生理 …………………………………………………83
　　2) セロトニン症候群の動物モデルを用いた薬物治療の探求 ………87
　14. セロトニン症候群と悪性症候群の関係 ……………………90

Ⅲ.悪性緊張病 …………………………………………………………91
　1. 悪性緊張病の歴史 …………………………………………………91
　2. 悪性緊張病の疫学 …………………………………………………92
　3. 悪性緊張病の臨床症状と悪性症候群との鑑別 …………………93
　4. 悪性緊張病の自験例 ………………………………………………95
　　1）抗精神病薬の投与されない悪性緊張病 ……………………95
　　2）抗精神病薬が投与されているが悪性緊張病と診断せざるを得ない症例 …98
　5. 悪性緊張病と悪性症候群の病態生理 ……………………………100
　6. 悪性緊張病の治療 …………………………………………………102

あとがき ………………………………………………………………105
文献 ……………………………………………………………………109

I. 悪性症候群

A. 悪性症候群の臨床

1. 悪性症候群の歴史

　悪性症候群の概念は1960年，フランスのDelayら[37]により，haloperidolなどの抗精神病薬の最も重篤で，最も知られていない副作用として，"sandrome malin des neuroleptiques"の名のもとに報告された。その後，1968年，DelayとDeniker[38]は，「Disease of the basal ganglia」という表題の英文雑誌において，第10章「薬剤性錐体外路症状」を担当した。彼らは，その中で抗精神病薬の幾つもの副作用に加えて，悪性症候群も紹介した。そのとき，悪性症候群は"neuroleptic malignant syndrome"と訳され，以後英語圏では悪性症候群はneuroleptic malignant syndrome（NMS）と表記されるようになった。その後米国では，1973年Meltzer[103]がfluphenazine enanthateにより高熱，筋強剛，血清creatine kinase（CK）の高値を示した症例をDelayらの悪性症候群の概念に結びつけて報告している。

　1977年には，Weinbergerら[186]が抗精神病薬の副作用として緊張病症状を示す症例を悪性症候群を念頭において報告した。英国では，1972年Allanら[8]がfluphenazine decanoateの投与後に高熱，筋強剛，振戦，意識障害などを示した症例について，フェノチアジン系抗精神病薬による"視床下部症候群"として報告した。翌年，Moyes[108]が悪性症候群という認識は持たずに，フェノチアジン系抗精神病薬の高熱反応として症例報告を行っている。わが国では，1974年に大塚ら[136]が9例の悪性症候群を報告した。

　その後，Itohら[72]は悪性症候群14例を英文で報告した。このように，悪性症候群の概念は各国で徐々に認知されてきたが，世界的には1980年代に入るまでは悪性症候群は散発的な症例報告にとどまり，本症候群に対する関心は低かっ

た。1980年に入ると，悪性症候群に対する関心が高まり始めた。1980年，Caroff[24]がそれまでに世界で報告された約60例（アメリカで報告された16例を含む）に基づきその総説を発表したが，それが1つの契機になったものと思われる。以後，各国で悪性症候群の症例報告が次々と報告されるようになった。1986年には，neuroleptic malignant syndrome が Index Medicus に採用された。

わが国においても，1980年以降症例数の増加を認めた。1986年厚生省で，「悪性症候群の病態と治療に関する研究班」が結成され全国調査が開始された。その結果は1989年公開された[192]が，その一次調査では全国の精神科施設で典型例と不全例をあわせると1666例の症例が経験されていることが明らかにされた。悪性症候群の報告は1980後半から1990年前半をピークとして症例報告や総説が発表され，その後悪性症候群に対する関心はやや下火になっているが，最近は新しい抗精神病薬による症例報告や，精神科以外の領域での報告が認められ現在に至っている。表1に悪性症候群の研究の歴史について主要な点について示した。

ところで，悪性症候群の最初の報告として1956年のAyd[15]の報告を挙げる総説もあるが，この症例は，41歳の統合失調症の男性で，chlorpromazineが最高量で2500 mg 投与された。その後，1800 mg に減量され，2時間前まで発熱は

表1：悪性症候群の研究の歴史

（1958年	Janssen社でhaloperidolが開発される）
1960年	Delayら（フランス）によりhaloperidolの副作用として"syndrome malin des neuroleptiques"が報告される
1968年	Delay & Denikerが「neuroleptic malignant syndrome」として英語で紹介
1974年	わが国で最初の症例報告がなされる（大塚ら）
1980年	アメリカで悪性症候群が注目（Caroff）
1981年	悪性症候群の中枢ドパミン受容体遮断仮説提唱（Henderson, Toruら）
1982年	Dantroleneが悪性症候群に有効との報告
1983年	Bromocriptineが悪性症候群に有効との報告
1986年	Neuroleptic malignant syndromeがIndex Medicusに採用される
1986年	厚生省の悪性症候群の実態調査開始される
1994年	ダントロレンがわが国で悪性症候群の治療薬として認可される

なかったが，突然虚脱に陥り，その時の体温は42.2℃であった。その後，数回の痙攣から昏睡に至り9時間後に死亡した。筋強剛を含む神経症状の記載はなく，剖検では熱射病の時に認められる剖検所見を示していたと記述されている。経過の速さ，悪性症候群としての臨床症状の乏しさから，この症例を悪性症候群の最初の報告とするには疑問がある。むしろ，1959年Preston[141]が少量の抗精神病薬に対する中枢神経系の反応として6例を報告している。投与された抗精神病薬は，proclorperazine，trifluorperazine，perphenazine，chlorpromazineで，投与量も常用量であり，臨床症状は高熱，筋強剛，流涎，昏睡などを示していた。彼女は，抗精神病薬が少量投与であっても重篤な中枢性の反応を示すことがあると注意を喚起しているが，臨床症状は悪性症候群のそれにきわめて類似している。

2. 発現頻度

　悪性症候群の発症頻度は，以前は0.02％から2.4％と報告されていた[84]。表2は，過去20年余りの間に発表された主な調査の結果について示した。初期に発表された報告の結果の方が，発生頻度が高い傾向にある。研究者によってその数値にばらつきがあり，使用している診断基準の違い，対象とした人数，後方視的研究か前方視的研究かなどの違いが関係しているものと思われる。Caroffら[26]は，その当時まで報告されていた16の調査結果から，悪性症候群の発症率は0.2％と報告している。2000年以降に発表された報告をみると，Montoyaら[107]の調査では0.16％，Shilohら[153]の調査では0.15％と報告されており，最近の調査では悪性症候群の発症率は0.2％を下回る値になっている。このように，悪性症候群の発症頻度は近年低下している。その最も大きな理由としては，悪性症候群に対する認識が高まったことが挙げられる。また，最近はドパミンD_2受容体遮断作用の強い第一世代の抗精神病薬からドパミン受容体遮断作用が比較的弱くセロトニン2A受容体遮断作用が強い第二世代（非定型）の抗精神病薬が薬物治療の主流となっており，これが悪性症候群の発症率を低下させている可能性がある。Stübnerら[162]は，1993年から2000年までの間に向精神薬を服用していた122,562名の重篤な錐体外路症状の出現について調査をしている。

表2：悪性症候群の有病率

著者	地域	方法	対象	有病率	文献
Addonizio ら（1986）	アメリカ	後方視的	82人	2.4%	3
Pope ら（1986）	アメリカ	後方視的	483人	1.4%	140
Shalev ら（1986）	イスラエル	後方視的	1250人	0.4%	150
Gelenberg ら（1988）	アメリカ	前方視的	1470人	0.07%	51
Deng ら（1990）	中国	前方視的	9792人	0.12%	40
Keck ら（1991）	アメリカ	前方視的	2695人	0.15%	84
Weller ら（1992）	ドイツ	後方視的	4044人	0.22%	187
Chopra ら（1999）	インド	後方視的	9209人	1.41%	32
Spivak ら（2000b）	ロシア	前方視的	78708人	0.024%	160
Montoya ら（2003）	メキシコ	前方視的	4831人	0.16%	107
Shiloh ら（2003）	イスラエル	前方視的	657人	0.15%	153

それによると，15例の悪性症候群の出現を認めている。実際には，SSRIや抗てんかん薬などが併用されている症例もあるため正確な母数は不明であるが，抗精神病薬服用者は86,439名であることから，発症率は0.017％となる。また，15名の内訳は定型抗精神病薬によるものが10例，非定型抗精神病薬によるものが1例で，残りはSSRIや抗てんかん薬など併用されている症例であった。やはり，正確な母数が不明のため断定はできないが，非定型抗精神病薬による悪性症候群の発生数が少ない結果となっている。

3. 死亡率

Shalevら[152]は，1959年から1987年までに報告された202例の症例において，1980年以前の死亡率は27.7％，1980年から1983年までは22.6％，1984年以降ではその死亡率は11.6％に減少していると報告している。Addonizioら[4]は，調査した115例の悪性症候群のうち死亡したのは13例（11％）と報告している。このように，悪性症候群の死亡率は1980年以前は20％を超えていたが，その後徐々に低下し1990年頃にはその死亡率は10％前後になっている。それ以降の大規模な調査はないが，近年は悪性症候群の認識が広まり早期発見がなされ

るようになったことや，治療法も確立されている。これらの理由により，悪性症候群の死亡率はさらに低下していると推測される。Caroffら[28]はその調査において，定型抗精神病薬による悪性症候群では115例中13例（11％）であったのに対して，clozapine, risperidone, olanzapineによる悪性症候群は49例中4例（8.2％）であったと報告している。ごく最近の非定型抗精神病薬による悪性症候群の調査では，Fraverら[49]は67例中5例死亡（7％），Ananthら[11]は68例中3例死亡（4.4％）したと報告している。また，Takuboらは1991年から1997年までパーキンソン病で悪性症候群を発症した症例を多施設で調査している[169]。その結果，93例中4例（4.3％）が死亡したと報告している。以上のように，近年は悪性症候群の死亡率は10％を下回っている。

4. 原因薬剤

a. ドパミン受容体遮断作用を有する薬剤

ドパミンD_2受容体遮断作用を有する薬剤は，すべて悪性症候群の原因薬剤となる。すなわち，第一世代の抗精神病薬はむろん，第二世代の抗精神病薬であっても悪性症候群の発現の可能性は常に有している。精神科以外の領域で使用される薬剤にもドパミンD_2受容体遮断作用を有する薬剤があり，悪性症候群の原因薬剤になりうる。たとえば，うつ病ならびに胃潰瘍にも使用されるsulpiride（ドグマチール），せん妄や遅発性ジスキネジアに使用されるtiapride（グラマリール），麻酔科領域で使用されるdroperidol（ドロレプタン）などによる悪性症候群の報告がある。フェノチアジン系薬剤で抗ヒスタミン作用ないしは抗コリン作用を有するため，抗精神病薬の錐体外路症状の発症予防で抗精神病薬と併用されるpromethadineでも悪性症候群が発現したとの報告がある[30]。

制嘔剤として使用されるprochlorperazine（ノバミン），metoclopramide（プリンペラン），donperidone（ナウゼリン）による悪性症候群の報告も認められる。Metoclopramideによる悪性症候群の症例はこれまでに15例ほど報告されている[71]。しかし，donperidoneによる悪性症候群の報告例はきわめて少ない[157]。Donperidoneはドパミン遮断作用を有するが，脳―血液関門の通過しにくい薬

剤で，最も新しい日本医薬品集[116]でも錐体外路症状の出現することは記載されているが，悪性症候群に関する注意事項の記載はない。著者の経験でも，donperidoneにより錐体外路症状が出現したことはなく，悪性症候群が発症することはきわめてまれと思われる。

抗精神病薬と選択的セロトニン再取り込み阻害薬（selective serotonin reuptake inhibitor, SSRI）の併用が，悪性症候群の発現を促進するという指摘がある。セロトニン神経系とドパミン神経系は黒質線状体では拮抗する関係にあり[77]，SSRIによりセロトニン活性が増強されると，ドパミン神経系は抑制される。あるいは，SSRIの併用により抗精神病薬の代謝が抑制され抗精神病薬の血中濃度が上昇する，などの理由が考えられるが[161]，現時点では抗精神病薬とSSRIの併用が悪性症候群を起こしやすくすると結論づけるには十分なデータは得られていない。

b. その他の薬剤

炭酸リチウムが悪性症候群発症の危険因子になるかどうか議論のあるところである。報告例は少ないが，炭酸リチウム単独投与中にパーキンソン症候群が出現したという報告が認められる[76,156]。こうした事実を考慮すると，抗精神病薬と同様に炭酸リチウム単独投与で悪性症候群が発症したという症例が報告されてもおかしくはないが，炭酸リチウム単独投与で悪性症候群が発症したという症例報告はみられない。ただし，Susmanら[163]が双極性障害の患者で，悪性症候群から改善数日後に精神症状の再発予防の目的で炭酸リチウムのみを投与したところ悪性症候群の再発を認めたと報告している。類似の報告は他にも認められる[321,322]。これらの報告からは，炭酸リチウムそのものが悪性症候群を引き起こしたようにも思われるが，炭酸リチウムを投与した時期が悪性症候群から回復した直後であり，悪性症候群の発現しやすい時期に炭酸リチウムが投与されたことを考慮すべきである。抗精神病薬単独投与群と炭酸リチウム併用群の悪性症候群発症の比較の報告をみると，両者で差がないという報告[20,40,82]と，抗精神病薬と炭酸リチウムの併用で悪性症候群が起きやすくなるという報告[107,142,164]があり，現時点では抗精神病薬に炭酸リチウムを併用すると悪性症候群が起きやすくなるかどうかは結論が出ていない。しかし，例外的な症例かもしれ

ないが，先に示した Susman らやその他の報告から，悪性症候群から改善後は炭酸リチウムの投与は慎重にすべきである．

　抗うつ薬による悪性症候群の症例報告は 1980 年代から認められているが[57,94]，当時は鑑別疾患で問題となるセロトニン症候群の概念が認識されていなかったことから，これらの症例は悪性症候群ではなくセロトニン症候群であった可能性が高い．ただし，amoxapine が原因薬剤として挙げられている症例[54,99,174]が報告されている．Amoxapine は抗精神病薬ほどではないがドパミン D_2 遮断作用があるため，amoxapine は悪性症候群を発現させる可能がある．しかし，セロトニン症候群の概念が世界的に認識されるようになった 2000 年以降も三環系抗うつ薬や SSRI で悪性症候群が生じたという報告が認められる[16,56,131]．これらの症例報告の症状をみると，悪性症候群に特徴的な筋強剛がみられる．その点で，服用している薬剤がわからなければ悪性症候群と診断されてもおかしくない．セロトニン症候群の項で述べるが，セロトニン症候群でも半数近くに筋強剛が認められる．こうした抗うつ薬による症例を，悪性症候群と診断するか，セロトニン症候群の最重症型ととらえるか研究者により意見が分かれている．Isbister ら[70]は，抗うつ薬で発症する病態はセロトニン症候群と診断すべきで，悪性症候群とセロトニン症候群の診断に混乱が認められると述べている．

　近年，アルツハイマー病に対して，donepezil が投与されることが多い．Donepezil は中枢に作用するコリン作動性の薬剤であり，脳内のアセチルコリンの低下したアルツハイマー病患者に対して，donepezil の投与でアセチルコリンの分解を抑制することでアセチルコリンの脳内濃度の低下を抑制し，認知障害に対して効果を示すことを目的としている．Donepezil の副作用は吐き気，下痢などの胃腸症状が多いが，著者の経験では重篤な副作用は少ない．しかし，最近 donepezil の投与中に悪性症候群を呈した症例が報告されている[101,135]．脳内のアセチルコリン系とドパミン系は拮抗関係にあるため，アセチルコリン系の活性が亢進し二次的にドパミン系の低下が生じ悪性症候群に至ったものと解釈される．したがって，donepezil は副作用が少ないとはいえ，その投与中は悪性症候群の発現の可能性も念頭に入れておく必要がある．

　抗てんかん薬である zonisamide は，最近ドパミン合成亢進作用と MAO-B 阻害作用があることがわかり，2009 年度よりパーキンソン病にも適応された[112,116]．

そのため，その中断が悪性症候群を引き起こす可能性が指摘されている[14]。

5. 発症危険因子

1) 患者側の要因

　山脇らの調査（1989）によると，悪性症候群の症例の約 80％ちかくに発症前，脱水状態，低栄養状態などが認められたという。また，脳器質疾患や精神発達遅滞など中枢神経系に何らかの脆弱性のある患者では悪性症候群が発症しやすいといわれている。揮発性吸入麻酔薬によって起きる悪性高熱症は遺伝性があるが，悪性症候群では明らかな遺伝性は認めない。家族内で発症した報告も認められるがごく少数である[137,196]。しかし，悪性症候群の再発を繰り返す症例は存在する[17,21,95]。Caroff ら[25]は，その調査で 47 例の悪性症候群患者でその後の抗精神病薬の投与で 47 例中 14 例（30％）に再発のエピソードを認めたと報告している。Addonizio と Susman の総説[323]では，109 例のうち 41 例（38％）が抗精神病薬の再投与で悪性症候群のエピソードを示したと述べている。これらの報告からは，悪性症候群の既往は，悪性症候群発症の危険因子になることが示唆される。

　ドパミン神経系に脆弱性を有する多系統萎縮やレビー小体病などは，抗精神病薬に対する過敏性が指摘されており，抗精神病薬の投与で悪性症候群になりやすいと考えられるため[88,102]，抗精神病薬の投与は慎重にすべきである。

2) 投薬方法

　抗精神病薬の急激な増量や減量は悪性症候群を来たしやすいといわれている。抗精神病薬の増量は，悪性症候群の病因の項で述べるように，ドパミン D_2 受容体の遮断の増強である程度説明が可能である。抗精神病薬の減量で発現する場合の機序は，以下のように説明されている。抗精神病薬に抗パーキンソン病薬や抗不安薬が併用されている場合，これらの薬剤は悪性症候群に対して拮抗的に作用するため，その中断は悪性症候群の発症に関与する可能性がある。抗精神病薬単独投与中でその抗精神病薬が中断された場合は，抗精神病薬は抗コリ

ン作用も有しており，"cholinergic rebound"としてドパミン系とアセチルコリン系のバランスがくずれ，その結果ドパミン系の機能低下が生じ悪性症候群が発症したものと考えられる[10,34,158]。近年，第一世代の抗精神病薬から第二世代の抗精神病薬に切りかえられる機会が多くなっているが，以上の観点からはその切りかえは時間をかけて行うべきである。頻回の筋肉注射が危険因子といわれているが[82,185]，確実に認められたわけではない[40]。Haloperidol, fluphenazineなどのデポ薬の筋肉注射は，突然興奮し拒薬が予想される患者に対して投与されることがあるかもしれない[167]。しかし，いったん抗精神病薬のデポ薬で悪性症候群になった場合は，症状が遷延するため上記のような処置は行うべきではない。デポ剤の投与は，入院中あるいは外来で経過を観察し，精神症状は安定しているが今後アドヒアランスの点から問題の生じる症例に試みることが望ましい。

3）環境因

悪性症候群の発生率に月別の差は認められないといわれている[26]。しかし，パーキンソン病の悪性症候群の発症調査[169]では，1月と2月の冬季と，7月と8月の夏季では他の月に比較して有意に発症が高かったと報告されている。冬季になぜ悪性症候群の発現が高いか不明であるが，高温・多湿な環境が悪性症候群の発現に関与した症例が幾つも報告されており[151,172,188]，高温・多湿な環境は悪性症候群発症の危険因子になるものと思われる。高温・多湿な環境において抗精神病薬の投与を受けていると，抗精神病薬の視床下部の体温中枢に対する影響や，抗精神病薬や抗パーキンソン病薬が有する抗コリン作用による発汗抑制のため，体温調節が障害され悪性症候群が発症しやすくなるためと考えられる。

6. 性差・年齢

山脇ら[192]の二次調査の497名の悪性症候群では，10歳代から65歳以上の幅広い年齢層に発症しており，好発年齢認められない。性差では，女性に多かったという。それに対して，欧米の報告では40歳以下の男性に多いといわれてい

る。しかし，Caroff[26] は性差は年齢と同様に悪性症候群の危険因子としては重要でないと述べている。

7. 悪性症候群の臨床症状

悪性症候群は多彩な臨床症状からなる。表3に，Kurlanら[92]，Rosebushら[142]，山脇ら[192] の調査における悪性症候群に認められた臨床症状の出現頻度を示した。どの調査でも，抗精神病薬投与中の高熱，錐体外路症状，多彩な自律神経症状，さまざまな意識障害が認められる。山脇らの調査が最も例数が多いが，その症状の中でミオクローヌスが21％に認められたのに対して，Kurlanの調査

表3：悪性症候群における臨床症状の出現頻度

臨床症状	Kurlanら（1984）	Rosebushら（1989）	山脇ら（1989）
症例数	52	20	497
自律神経症状			
発熱	100%	100%	94%
発汗	60	100	87
血圧変動	54	33	56
頻脈	79	100	85
尿失禁	15	54	51
運動障害			
筋強剛	92	96	89
振戦	56	92	69
流涎	31	—	58
ジストニア	35	—	14
ヒョレア	15	—	—
ミオクローヌス	6	—	21
他の神経症状			
嚥下障害	40	—	67
無動無言	38	96	81
反射亢進	10	—	—
意識障害	—	59	100
昏睡	27	—	—
昏迷	27	28	—
嗜眠	12	—	—
錯乱	8	—	—

では6％であり，Rosebushらの調査では記載はない．著者の経験した悪性症候群の多数例でもミオクローヌスを認めた症例はほとんどなかった．悪性症候群にミオクローヌスがどの程度認められるか，もう一度検討する必要がある．

これら3つの調査は，抗精神病薬としては第一世代の抗精神病薬が使用されていた時のものであるが，第二世代の抗精神病薬による悪性症候群ではその臨床症状に変化はあるのか興味ある点である．Caroffら[28]の報告では，悪性症候群の原因となった第二世代の抗精神病薬は，risperidone 21例，clozapine 19例，olanzapine 9例と少数ではあるが，第一世代の抗精神病薬による悪性症候群とrisperidoneとolanzapineによる悪性症候群の臨床症状に違いは認められなかった．しかし，clozapineによる悪性症候群では筋強剛は79％であったが，他の抗精神病薬では筋強剛の発現は90％以上であり，clozapineでは筋強剛の出現が低かった．さらに，定型抗精神病薬とrisperidoneとolanzapineによる悪性症候群では振戦は50％ちかくに認められたのに対して，clozapineによる悪性症候群では5％にしか認められなかった．Sachdev[146]は，第一世代の抗精神病薬による悪性症候群と，clozapineによる悪性症候群の多数例の調査を行っているが，筋強剛は前者では91％に認められたのに対して，clozapineによる悪性症候群では60％にしか認められなかったと報告している．Trollorら[179]も，同様の結果を報告している．以上のように，clozapineによる悪性症候群は他の抗精神病薬のそれとは筋強剛や振戦の出現頻度が低いことが異なる点ではないかと思われる．

8. 悪性症候群の診断基準

悪性症候群の4大症状は，高熱，著明な錐体外路症状，多彩な自律神経症状，意識障害である．すなわち，典型的な悪性症候群では，抗精神病薬を服用している患者で38℃を越える原因不明の高熱，筋強剛・振戦などの錐体外路症状，頻脈・血圧異常・発汗・流涎などの多彩な自律神経症状，意識障害を認め，血液検査で血清CK値の上昇，白血球増多を認める場合は，診断には困ることはない．しかし，悪性症候群の発現初期においては，上記臨床症状がすべてそろうことは少なく，抗精神病薬投与後数日から1～2週間の中で悪性症候群の主

要症状が出そろうため (full-blown), これが悪性症候群の診断を困難にしている理由の1つである。また, 鑑別の項で述べるが, 悪性症候群に臨床症状が類似したさまざまな疾患が存在しており, 悪性症候群が疑われその後の検査で悪性症候群ではなかったことも経験する。以上のように, 悪性症候群の診断は上記臨床症状がそろっていれば簡単であるが, 発症初期の時点で悪性症候群に特徴的な臨床症状がそろわない場合は, 悪性症候群の診断は簡単ではない。

悪性症候群の診断基準は, これまでに幾つもの案が発表されている。そのうち, 主要なものについて紹介する。まず, Levenson[97] の基準 (**表4**) は大症状 (高熱, 筋強剛, 血清CK値の上昇) と小症状 (頻脈, 血圧異常, 頻呼吸, 意識変容, 発汗, 白血球増多) からなっており, 大症状が3つあるか, 大症状2つと小症状4つがそろえば悪性症候群の可能性が高いとするものである。Popeら[140] の診断基準 (**表5**) は, 体温は37.5℃以上であり, 錐体外路症状として舞踏病症状・後弓反張などの筋強剛以外の症状も含まれている点が特徴的である (後に, Popeら[324] は発熱の条件を「38.0℃以上」に, 血清CK値の上昇は「1,000 IU/ℓ以上」に改変している)。Adiyanjeeら[5] の診断基準 (**表6**) はかなり厳しい診断基準であり, たとえば体温は39℃以上が条件となっている (後に, Adiyanjeeらは発熱の条件を「38.5℃以上」にし, 他の条件も一部変更した悪性

表4：Levensonの悪性症候群の診断基準

以下の大症状の3項目を満たす, または大症状の2項目＋小症状の4項目を満たせば確定診断

大症状
　1) 発熱
　2) 筋強剛
　3) 血清CK値の上昇
小症状
　1) 頻脈
　2) 血圧の異常
　3) 頻呼吸
　4) 意識変容
　5) 発汗過多
　6) 白血球増多

表5：Pope の悪性症候群の診断基準

1. 高熱：他の要因が存在せず、口腔温が37.5℃以上
2. 以下の錐体外路症状のうち少なくとも二つ以上存在する
   1) 鉛管様筋固縮、2) 歯車様筋固縮、3) 流涎、4) 眼球上転発作、5) 頸後屈、6) 後弓反張、7) 咬痙、8) 嚥下障害、9) 舞踏病、10) ジスキネジア、11) 突進歩行、12) 屈筋伸展姿勢
3. 以下の自律神経障害のうち少なくとも二つ存在する
   1) 高血圧（基準よりも拡張期圧が20mmHg以上上昇）、2) 頻脈（基準よりも30/分以上の増加）、3) 呼吸促迫（基準よりも25/分以上の増加）、4) 発汗過多、5) 失禁
4. 過去にさかのぼって診断を行い、上記の1～3の診断基準が欠けている場合、残りの二つの診断基準が存在し、以下の1つが存在した場合、悪性症候群の疑いという診断が可能である
   意識障害：せん妄、無言、昏迷、昏睡
   白血球増多（15,000/μℓ以上）
   血清CK値の上昇（300 IU/ℓ以上）

確定診断：上記の診断基準の1～3を満たす

表6：Adityanjee の悪性症候群の診断基準

1. 以下の4徴候のすべて
   (1) 意識の変化：錯乱・意識混濁・失見当識、無言症・昏迷・昏睡が少なくとも2人の独立した観察者によって、少なくとも2日連続して証明されること。不穏・激越などの非特異的な所見は含まれない。
   (2) 筋強剛
   (3) 発熱：口腔体温で39℃以上、24時間未満の軽度で一過性の発熱は非特異的な所見である。高熱を証明できるような身体的合併疾患があってはならない。
   (4) 自律神経障害：以下のうち二つ以上が必要である。
       頻脈（90/分以上）
       呼吸促進（25/分以上）
       血圧変動（収縮期で30mmHg、拡張期で15mmHg以上の変動）
       失禁
2. CK値の上昇と白血球増多は単に補助的所見とみなす。

上記の4徴候の1つでも欠けている場合には、この補助的所見にもとづいて悪性症候群と診断してはならない。

症候群の診断基準の改訂版を発表している[325]）。Caroffら[26]の診断基準（**表7**）もかなり厳しい診断基準であり，体温は38℃以上が条件となっている。DSM-Ⅳの研究用の診断基準案[44]（**表8**）では，筋強剛と高熱は必須症状でそれ以外に10症状のうち2症状以上が認められた場合悪性症候群と診断できるとされている。体温については，特に何度以上という条件はない。

　各診断基準を比較すると，Levensonのものは，最初に提出され操作的で使用しやすいこともあり2000年以前はよく引用されたが，問題がないわけではない。たとえば，この診断基準に従えば体温上昇のない悪性症候群を認めることになる。また，血清CK値の上昇が大症状の1つに含まれているが，血清CK値はさまざまな状態で上昇するため，悪性症候群でない病態も悪性症候群と診断してしまう可能性がある。早期発見や軽症例の診断においてはこの基準は有用であるが，悪性症候群の確定診断の観点からは十分な診断基準とはいえない。

　Adiyanjeeの診断基準は，悪性症候群の診断基準としてはきわめて厳しい診断基準といえる。悪性症候群においては，特に初期では体温が37〜38℃台で推移する症例も多く，この診断基準に従えば，早期に悪性症候群を発見することは困難である。PopeとCaroffの診断基準は，体温がそれぞれ37.5℃以上，38.0℃以上となっており，その他の臨床症状をみても確定診断に使用する上で妥当と思われる。むろん，抗精神病薬服用中に原因不明の37℃台の発熱が持続し，徐々に筋強剛が目立ってくる悪性症候群もあり，PopeとCaroffの診断基準を適用する以前に，悪性症候群の疑いを念頭に入れながら症例を観察する必要がある。その点，DSM-Ⅳの診断基準は，Levensonの診断基準より厳しい基準であるが，体温上昇に条件がない点でPopeとCaroffの診断基準より使いやすい診断基準といえる。

9. 悪性症候群の早期発見

　悪性症候群の経過について，抗精神病薬の投与を開始してから発症までの時間経過について，突発型，早発型，遅発型に分けることもある[182]。突発型は，抗精神病薬を投与後24時間から48時間以内に悪性症候群に典型的な症状がすべて出現するものであり，遅発型は抗精神病薬を服用後長期投与中（15日以降）

表7：Caroffの悪性症候群の診断基準

1. 発症前7日以内の抗精神病薬使用の既往
 （デポ薬の場合，発症の2～4週前の使用の既往）
2. 高熱：38℃以上
3. 筋強剛
4. 以下の5項目
 （1）意識障害
 （2）頻脈
 （3）血圧上昇あるいは血圧低下
 （4）呼吸促迫あるいは低酸素症
 （5）発汗あるいは流涎
 （6）振戦
 （7）尿失禁
 （8）CK値の上昇あるいはミオグロビン尿
 （9）白血球増多
 （10）代謝性アシドーシス
5. 他の薬物誘発性疾患，全身性疾患，精神神経疾患が除外されること

確定診断は1～5を満たす

表8：DSM-Ⅳの悪性症候群の研究基準案

A. 神経遮断薬の使用に伴う重篤な筋強剛と体温の上昇の発現
B. 以下の2つ（またはそれ以上）：
 （1）発汗
 （2）嚥下困難
 （3）振戦
 （4）尿失禁
 （5）昏迷から昏睡までの範囲の意識水準の変化
 （6）無言症
 （7）頻脈
 （8）血圧の上昇または不安定化
 （9）白血球増多
 （10）筋損傷の臨床検査所見（例：CK値の上昇）
C. 基準AおよびBの症状は，他の物質（例：フェンシクリジン）または神経疾患または他の一般身体疾患（例：ウイルス性脳炎）によるものではない
D. 基準AおよびBの症状は，精神疾患（例：気分障害，緊張病性の特徴を伴うもの）ではうまく説明されない

に臨床症状が出現してくるものである。これらの経過をとる悪性症候群はそれほど多くはない。一般的に，抗精神病薬を投与して5日から15日の中で悪性症候群の主要症状が出そろう早発型が多い。Shalevら[150]は，89％の症例は抗精神病薬投与後10日以内に発症していると報告している。悪性症候群の治療ではまず早期発見が重要であるが，主要症状が出そろうまでの間に悪性症候群と診断することはかなり困難である。Levensonの診断基準が早期診断には有用であると述べたが，その診断基準を満たさないより早い時点で悪性症候群の疑いを持ち，適切な対応をすることが理想的である。

　Velamoorら[183]は，154例の症例報告を分析し，悪性症候群の前駆症状として83％の症例で精神症状の変化と筋強剛の増悪が認められたと述べており，抗精神病薬投与中に上記症状の増悪には注意を払う必要がある。血清CK値は感度の良い指標であり，悪性症候群以外のさまざま状態でも上昇するものの，抗精神病薬投与中原因不明の発熱を認めれば，血清CK値の測定を行う必要がある。また，秋元[7]は，悪性症候群のごく初期の症状として，「平熱あるいは37℃前後の微熱の出没」「平熱あるいは微熱であるにもかかわらず上半身とくに顔面にじっとりとした独特の発汗がみられる」ことが特徴的であると述べている。著者も，これまで経験したすべての症例で確認したわけでないが同じ印象をもっている。抗精神病薬服用中の患者に，「表情の乏しい顔貌や緩慢な動作」に加えて上記の特徴的な発熱・発汗様態を観察したならば，悪性症候群の早期診断の参考になるかもしれない。

10. 悪性症候群の評価尺度

　Sachdev[147]が悪性症候群の臨床評価に関して報告しているので紹介する。悪性症候群の主要な臨床症状と血清CK値と白血球増加の程度を点数化して**表9**のような評価表を作成している。総点が36点で，点数が高いほど重篤となる。また，悪性症候群の診断では他の疾患が否定され，9点以上では悪性症候群の可能性が高くなると述べている。個々の悪性症候群の評価や，経時的に改善の程度を評価するうえで有用である。

表9：悪性症候群の評価尺度（Sachdev, 2005）

項目
1. 口腔内体温　　0　　　　1　　　　2　　　　3　　　　4　　　　5　　　　6

    （37.0未満）（37.0～37.4）（37.5～37.9）（38.0～38.9）（39.0～39.9）（40.0～41.9）（42℃≧）
    （感染による発熱は0とする．1日のうち最も高い体温を採用する）
2. 錐体外路症状
 筋強剛　　　（なし）0　（軽度）1　（中等度 （受動的な運動による可動の制限はない））2　（重度 （受動的な運動によりある程度可動の制限が認められる））3
 嚥下障害　　（なし）0　（あり）1
 振戦　　　　（なし）0　（間歇的ないしは片側性）1　（両側性で持続的）2
3. 自律神経症状
 収縮期血圧　（変化なし）0　（基礎値より30mmHg上昇ないしは150mmHg以上）1
 拡張期血圧　（変化なし）0　（基礎値より20mmHg上昇ないしは100mmHg以上）1
 頻脈　　　（変化なし）0　（基礎値より30分以上上昇ないしは100/分以上）1
 発汗　　　（なし）0　（あり）1
 失禁　　　（なし）0　（あり）1
 頻呼吸　　（変化なし）0　（基礎値より15/分以上か40/分以上）1
4. 意識障害　（なし）0　（困惑状態）1　（時間と場所の軽度見当識障害）2
  （正常の意識レベルを有するが変動する意識障害）3
  （臨床的あるいは脳波上持続的なせん妄状態）4
  （痛み刺激に反応する意識障害）5　（昏睡状態）6
5. 緊張病症状
 カタレプシー　　（なし）0　（あり）1
 発語の貧困　　　（なし）0　（あり）1
 無言　　　　　　（なし）0　（間歇的）1　（持続的）2
 舞踏病様運動　　（なし）0　（あり）1
 ジストニア　　　（頸部後屈，後弓反張，咬痙，注視けいれん）　（なし）0　（あり）1
6. 検査所見
 血清CK値（U/ℓ）　200以下，0；200～400，1；400～1,000，2；1,000～10,000，3；10,000＞，4
 白血球増加（/μℓ）　15,000以下，0；15,000～30,000，1；30,000＞，2

総点／36点
5～8点では悪性症候群の可能性あり
9点以上で悪性症候群は確実

11. 検査所見

　悪性症候群に特異的な検査値の異常はないが，血液検査では血清CK値の上昇と白血球数の増加は高頻度で認められる．多数例での検討から，Addonizio ら[4]は悪性症候群の97％に血清CK値の上昇を，白血球増加は72％に認められた

と報告している。Caroffら[25]は，血清CK値の上昇は悪性症候群の95％に，白血球増加は98％に認められたと報告している。特異性はないが，血清CK値の上昇と白血球増加は悪性症候群に高頻度で認められるといってよい。また，血清CKの値は悪性症候群の病勢を判断するには参考になる[100]。ただし，血清CK値が低値でも悪性症候群が重篤なこともあるので留意しておく必要がある。

その他，GOT，GPT，LDHなども上昇する。筋融解が激しければ，ミオグロビンやアルドラーゼなどの筋肉由来の酵素が上昇する。その結果として，ミオグロビン尿の出現から急性腎不全となりBUNやクレアチニンが上昇する。感染の指標となるC-reactive protein（CRP）も上昇するが，感染症ほど上昇しない。Rosebushら[144]は，26回の悪性症候群のエピソードにおいて血清鉄を測定し，25回で正常値より低値を示したことから，血清鉄の低値は悪性症候群の診断に役立つと述べているが，血清鉄の低下は組織の損傷など他の病態でも認められるため[180]，疾患特異性はないと考えられる。血清アミラーゼの高値[106]やIgEの高値を示す例[63]も報告されている。血清アミラーゼの高値は，そのアイソザイムで膵由来のアミラーゼが上昇していたことから，交感神経系の亢進が関与したためと説明されている。IgEの高値は，その意義付けは不明である。いずれにしても，これらの検査値の異常は悪性症候群の多数例で確認されているわけでない。

髄液一般検査では，細胞数，糖，蛋白値にほとんど異常所見は認められず，脳炎や髄膜炎との鑑別になる。少数例で，蛋白細胞解離を示す症例が報告されている[73, 133]が，その意義付けは不明である。脳波検査では，検査を行った時の意識レベルを反映した徐波異常が認められる。

12. 特徴的な臨床症状を示した症例

多くの症例を経験していると特徴的な症例に遭遇することもある。本項では，著者が経験した，経過，臨床症状において特徴的であった悪性症候群の症例を紹介する。

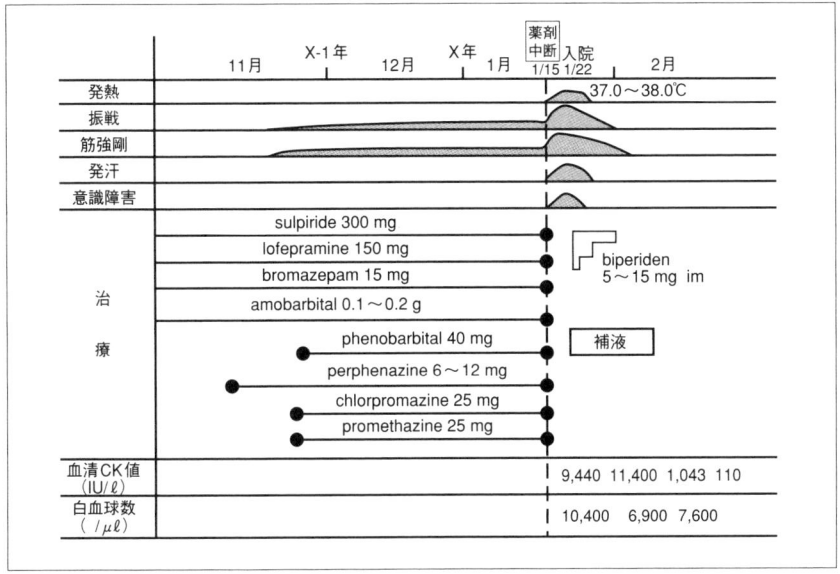

図1：臨床経過

1) 向精神薬の中断を契機に発症した症例[117] (図1)

　患者は54歳の男性。約1年前よりうつ病のため治療を受けていた。症状が遷延したため，抗うつ薬に加えて perphenazine と sulpiride の抗精神病薬が追加されたところ，軽度の錐体外路症状を認めるようになった。入院前の投薬内容は，lofepramine 150 mg, sulpiride 300 mg, perphenazine 12 mg, chlorpromazine 25 mg, promethazine 12.5 mg , bromazepam 15 mg などであった。軽度の手指の振戦，筋強剛を認めるようになり，うつ状態も改善しないことから X 年 1 月 15 日患者自ら服薬を中断した。しかし，翌日より発熱，発汗などを認めた。1週間経過し，歩行，食事ができなくなったため1月22日家族に連れられ来院した。入院時，患者は無動無言の状態で，歩行は不能，食事摂取も不可能な状態であった。上下肢の著明な筋強剛，振戦，全身の発汗，流涎を認め，体温は37.4℃，脈拍110/分であった。血液検査では，血清CK値は9,440 IU/ℓ，白血球数は10,400/μℓと高値を示した。そのため，補液を開始するとともに biperiden の筋注を行った。その結果，約10日間で臨床症状は改善した。

[症例の解説]

　一般に，悪性症候群は抗精神病薬の投与後に出現するが，患者は向精神薬の中断後に悪性症候群として特徴的な臨床症状を示した．悪性症候群の発症形式としては比較的まれな症例である．類似の経過を示す症例は，その後幾つも報告されているが，向精神薬の中断で発症した悪性症候群としてはおそらく最初の報告と思われる（抗パーキンソン病薬の中断による悪性症候群は1981年に報告されている）．なぜ，向精神薬の中断で悪性症候群が発症するかはすでに述べたように，"cholinergic rebound"により二次的にドパミン機能低下が生じたためと考えられる．治療的には，抗コリン薬のbiperidenの投与を行った．Dantroleneやbromocriptineの投与は行わなかったが，その理由は1980年初期に経験した症例であり，これらの薬物が悪性症候群に有効という情報がなかった時の症例であるためである．

2) 著明な振戦が認められた症例[118]（図2）

　患者は42歳の女性である．34歳頃，統合失調症を発症し，これまでに2回の入院歴がある．X年10月13日，精神状態が悪化し3回目の入院となった．幻覚妄想が著しく，拒薬，拒食，昏迷状態が続いたため，haloperidolの筋注を行った．その後も，興奮，拒薬が続くため，10月23日主治医のいない日であったため，非常勤医師の判断でfluphenazine enanthate 25 mgの筋注が行われた．10月26日になり，38.9℃の発熱，120/分の頻脈を認めた．血清CK値が1,277 IU/ℓと上昇していたが，発汗，流涎，筋強剛は認めなかった．しかし，10月28日から血圧の変動が見られ，血圧の上昇に伴って上下肢の振戦も出現した．この激しい振戦は，けいれんかどうか鑑別を要したが，diazepamの静注で止まっただけでなく，biperidenの筋注でも止まったことから，振戦と考えられた．破傷風も疑われたが検査により否定された．この時点では筋強剛はそれほど目立たなかった．著明な全身の振戦と血圧変動は続き，11月1日頃より発汗，筋強剛が目立ってきたため，悪性症候群と判断しdantroleneの投与を開始した．11月10日には臨床症状は改善した．

[症例の解説]

　悪性症候群においては，筋強剛とともに振戦はよくみられる臨床症状である

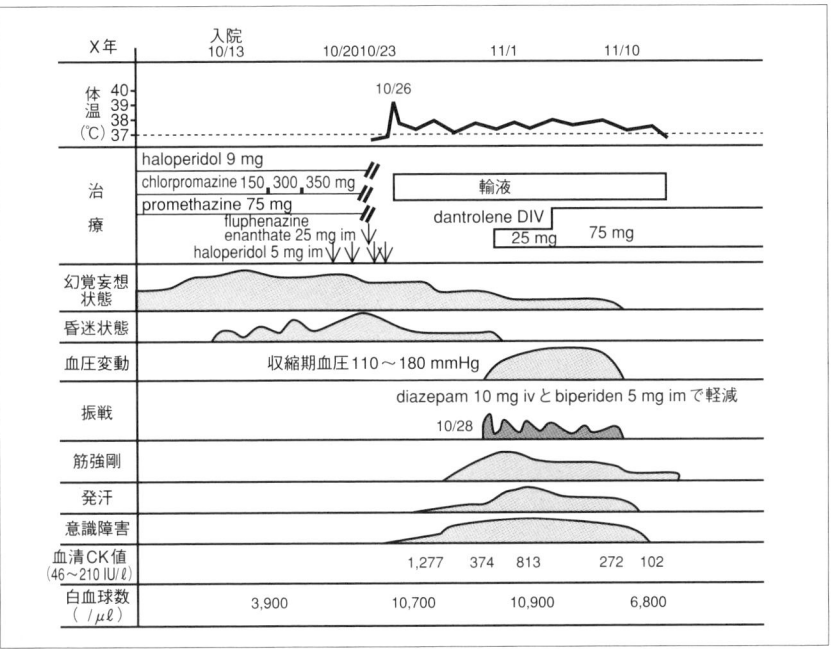

図2：臨床経過

が，この症例の特徴は間歇的に激しい振戦を示した点で，悪性症候群と診断される前には破傷風やてんかんも疑われた。振戦なのか痙攣なのか，経験のある医師なら鑑別できるかもしれないが，当初は悪性症候群は疑われたもののすぐに診断できなかった。Diazepamの投与で症状は軽減したが，biperidenの投与でも症状は軽減したことから，けいれんではなく振戦と判断した。また，本症例では，拒薬があり抗精神病薬のデポ薬の筋注が行われたが，拒薬があるからといって安易にデポ薬の投与を行うべきでないことを教えてくれる症例といえる。

3) 血清CK値の上昇が悪性症候群の症状と一致しなかった例[118]（図3）

患者は31歳の男性である。X年6月17日統合失調症のため入院となった。入院前食事をとらず，ヘモグロビン7.7 g/dℓ，血清タンパク値4.1 g/dℓと低栄養状態であった。興奮，拒食，拒薬を認め，chlorpromazine, haloperidolなどの筋

I. 悪性症候群

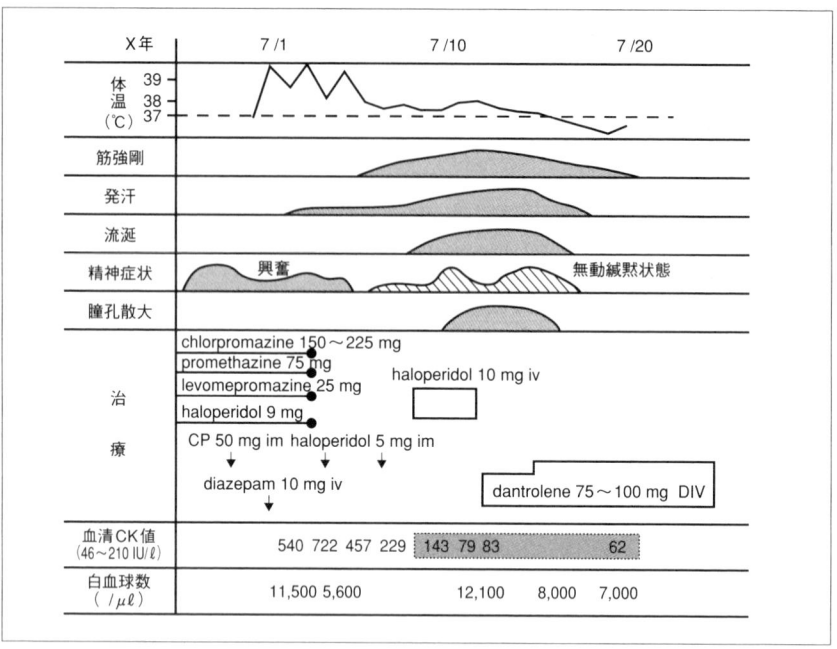

図3：臨床経過

注を続けていたが，7月1日に39.7℃の発熱を認めた。血清CK値は540 IU/ℓと上昇していたが，筋強剛や振戦などの錐体外路症状は認めなかった。7月4日の血液検査では，血清CK値は722 IU/ℓに上昇したが，それ以降は下降し，7月9日は143 IU/ℓと正常範囲にあり，その後も正常範囲内で推移した。一方，7月8日頃から無動緘黙の状態となり，筋強剛が認められるようになった。7月9日の当直医の記載には「悪性症候群が疑われたがCK値は正常であり悪性症候群は否定的」とのコメントがあった。7月12日頃，体温は37℃台であったが，筋強剛はさらに著明となり，全身の著しい発汗も認められた。内科にコンサルトしていたが，発熱の原因は不明であった。瞳孔は散大していた。血清CK値はこの時点で上昇していなかったが，悪性症候群を疑いdantroleneの投与を開始した。

[症例の解説]

悪性症候群では，血清CK値の上昇が必須条件のように考えられている。本

症例でも筋強剛の認めない初期において血清CK値は軽度上昇したが，その後悪性症候群の臨床症状の出そろった時点では血清CK値は正常範囲にあった。なぜ，血清CK値が上昇しなかったかは不明であるが，悪性症候群を診断するときは臨床症状が重要であり，血清CK値の上昇はあくまでも参考にすべきであることをこの症例は教えてくれる。

4）筋強剛が認められなかった症例[122]（図4）

患者は27歳の男性で，中学2年の時，統合失調症に罹患し，20歳の時よりA病院に入院していた。入院数年後から，多飲傾向が認められるようになり，水中毒のエピソードを3回認めたが，これまでは水分制限により数日で改善していた。X年2月22日，大量の水分を摂取した。その後数回のけいれんを認めた。

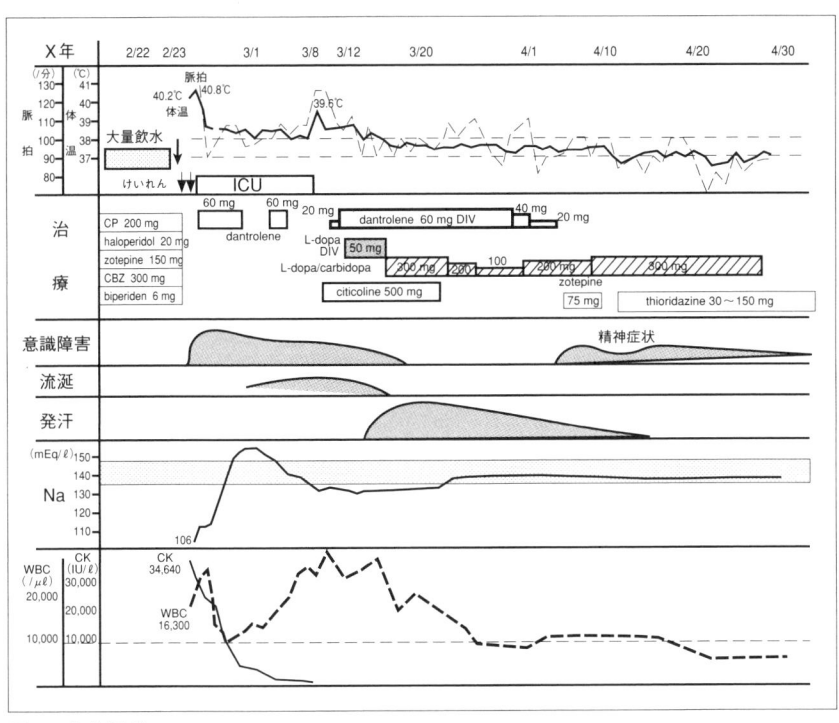

図4：臨床経過

この時の血液検査では血清 Na 値は 106 mEq/ℓ であった。直ちに生理的食塩水の点滴が開始されたが，意識障害は改善せず，2月23日体温が40℃に達したため，大学病院のICUに転院となった。入院時，血清CK値は27,700 IU/ℓ，白血球数は 21,900/μℓ であった。ICU では電解質補正と筋融解の予防のため dantrolene の投与が開始された。Disseminated intravascular coagulation（DIC）の傾向と肝不全の所見があり，その治療もなされ，2月下旬から体温は 38℃台となった。3月8日生命的危険からは脱したと判断され精神科に転科した。しかし，呼名に反応せず，38℃台の発熱，頻脈，流涎を認めた。3月10日前額部と胸部に著明な発汗を認めた。筋強剛は認めなかったが，悪性症候群の状態にあると考え3月10日より dantrolene を，3月12日より L-dopa の投与を開始した。3月15日，呼名に反応するようになり，その後，他の臨床症状も改善した。

[症例の解説]
　本症例の特徴は，水中毒発現後，悪性症候群の臨床症状が出現したことと，悪性症候群に特徴的な筋強剛が認められなかったことである。先に紹介した悪性症候群の診断基準をみると，筋強剛が主用症状の1つである。しかし，本症例では他の臨床症状や L-dopa が有効であったことなどから悪性症候群と診断する以外になかった。本症例で筋強剛が認められなかったが，水中毒の時点で dantrolene が投与され悪性症候群の発症時に筋強剛が現れなかった可能性がある。また，水中毒から悪性症候群に移行する症例では筋強剛が目立たない可能性もある。水中毒から悪性症候群に移行した他の報告をみると，筋強剛を認めた症例[68,175]と，筋強剛を認めなかった症例[93]が報告されている。本症例において，筋強剛が出現しなかった原因を特定することはできないが，水中毒後悪性症候群様症状が出現する可能性のあることを念頭に入れておく必要があろう。

5）不随意運動が目立ち神経変性疾患が疑われた症例[133]（図5）

　患者は35歳の男性で，10年前より統合失調症のため治療を受けていたが，精神症状が悪化したためX年5月28日 chlorpromazine が 150 mg から 37.5 mg に減量され，perphenazine 6 mg が追加されたところ，歩行障害，嚥下障害が出現した。そのため，6月8日入院となったが，この時頸部の後屈，手指の振戦を認めた。入院時，呼名に反応なく，手足を不随意に動かしており（アテトー

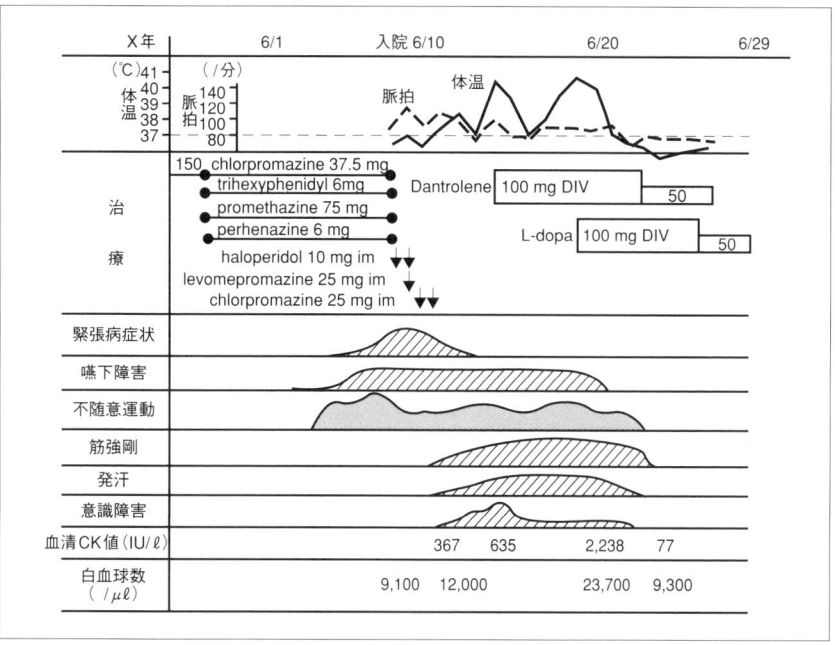

図5：臨床経過

ゼ様)，神経変性疾患を疑われ神経内科の診察を受けたが，否定された。そのため緊張病を疑い，haloperidol 5 mg の筋注が行われた。6月9日服薬ができないため，levomepromazine 25 mg の筋注が行われ，6月10日には chlorpromazine 50 mg の筋注が行われた。6月11日，アテトーゼ様の不随意運動に加え 37.4 ℃ の発熱を認め，全身の筋強剛，振戦，著明な発汗も出現した。6月14日には，体温は 40.2 ℃ に上昇。血清 CK 値は，635 IU/ℓ，白血球数 12,000/μℓ であった。この時点で悪性症候群と診断し，dantrolene の投与を開始した。十分改善しないことから，L-dopa の投与も追加し 6 月 25 日頃に改善を認めた。

[症例の解説]
　精神科医の間では，悪性症候群では「著明な筋強剛」を認めると思われているかもしれないが，悪性症候群では筋強剛以外の錐体外路症状も出現することをこの症例は教えてくれる。抗精神病薬の変更後アテトーゼ様の不随意運動と

37℃台の発熱を認めた入院初期は，悪性症候群の臨床症状がすべてそろっていず，診断はかなり困難な症例といえた。Popeの診断基準ではさまざまな錐体外路症状が悪性症候群の診断基準の条件に挙げられており，この症例ではPopeの診断基準を利用することが有用と思われた。この症例に類似した多彩な神経症状を示す症例は，他の研究者によっても報告されている[113]。

13. 鑑別診断

鑑別を要する疾患は，セロトニン症候群，悪性（致死性）緊張病，悪性高熱症，熱射病，水中毒，横紋筋融解症，脳炎，甲状腺クリーゼ，破傷風，褐色細胞腫，アルコール離脱などさまざまな疾患がある（表10）。このうち，セロトニン症候群，悪性緊張病は近年悪性症候群との鑑別が問題となっており，関心が高いため章を改めて述べる。

1）悪性高熱症

本症は，揮発性吸入麻酔薬で死亡する家族例がいることをオーストラリアのDenboroughが見い出し，1960年に報告された遺伝性の疾患である[39]。1960年といえば，悪性症候群の概念が発表された年でもある。表11に悪性高熱症の研究の歴史を示したが，悪性症候群の研究の歴史と比較すると（表1），悪性症候群の研究が悪性高熱症の研究に影響を受けつつ進行している印象がある。悪性高熱症は，halothaneなどの揮発性吸入麻酔薬や脱分極性筋弛緩薬であるsuccinylcholineによって誘発される。

臨床症状は，高熱，呼吸性アシドーシス，筋強直，頻脈，不整脈，呼吸性・代謝性アシドーシスなどであり，その発症は急激で，致死性のきわめて高い疾患である。1960年代その死亡率は約80％にも達していたが，その後dantroleneの登場により死亡率は減少し，2000年以降は19％と報告されている[111]。本症は家族性に発症し，常染色体優性遺伝と考えられている。また，本症は骨格筋小胞体のリアノジン受容体に異常が存在することが報告されている。本疾患の病態は，骨格筋小胞体からカルシウムが異常に遊離され細胞質内のカルシウムの値が上昇し，骨格筋が異常に収縮して筋強直の状態となり筋原性の発熱が生

表10：悪性症候群の鑑別疾患

セロトニン症候群
悪性（致死性）緊張病
悪性高熱症
感染症（ウイルス性脳炎, HIV, 細菌性髄膜脳炎）
水中毒
熱射症
破傷風
横紋筋融解症
アルコール離脱
内分泌疾患（甲状腺クリーゼ, 褐色細胞腫）
自己免疫疾患（シェーグレン症候群, SLE）
薬物中毒（覚せい剤, コカイン, MDMA, その他）
神経疾患（全身こむら返り病, その他）

表11：悪性高熱症の研究の歴史

1960年	Denboroughらにより悪性高熱症の家系が報告される
1966年	モデル動物の発見（ブタストレス症候群）
1970年	悪性高熱症回復患者の筋生検にてカフェイン拘縮閾値の異常が報告される
1975年	モデル動物に対してdantroleneの有効性が報告される
1977年	遠藤により患者の骨格筋の小胞体からのカルシウム誘発性カルシウム遊離機構（CICR）の異常が報告される
1977年	わが国において第1回悪性高熱研究会開催
1979年	Dantroleneがカナダ, 米国で悪性高熱症に対して認可
1985年	Dantroleneがわが国で悪性高熱症に対して認可
1990年	異常染色体（ブタ第16染色体, ヒト第19染色体）が同定され, さらにその点変異が筋小胞体におけるCaチャネルの主構成成分であるリアノジン結合蛋白に対応する遺伝子であることが認められる

じることによる。本疾患と悪性症候群はその症状の類似性から，悪性症候群の骨格筋異常説が唱えられた時期もあった。しかし，摘出した骨格筋を用いカフェインやhalothaneによりカルシウム誘発カルシウム放出（Ca-induced Ca release: CICR）の速度を測定すると，悪性高熱症の患者やその家族ではその速度の亢進が高率で認められるのに対して，悪性症候群の患者ではその亢進は認めなかった[111]こと，悪性症候群ではほとんど家族例がないこと，原因薬剤の作

表12：悪性症候群と悪性高熱症の類似点と相違点（菊地ら，1987）

	悪性高熱症	悪性症候群
素因	優性遺伝	一般になし
原因薬物	揮発性麻酔薬 脱分極性筋弛緩薬	抗精神病薬
症状の経過	1〜2時間	数日〜数週間
発熱	＋＋＋　急激，高度	＋＋
筋強剛	約半数	90％以上
嚥下障害	＋？　顎筋，咽喉頭筋の スパスムで挿管困難	＋＋
流涎	（－）　？	＋＋
頻脈	＋＋	＋＋
血圧変動	＋	＋
チアノーゼ	＋＋	＋
発汗	＋	＋＋
乏尿〜無尿	＋＋	＋
酸塩基障害	＋＋，代謝性アシドーシス	＋，代謝性アシドーシス
凝固障害	＋＋，DIC	＋＋
CK↑	＋＋	＋＋
LDH↑	＋	＋
GOT・GPT↑	＋	＋
白血球増加	＋	＋

用機序が全く異なること，悪性症候群の既往を有する患者が吸入麻酔薬による麻酔を受けても悪性高熱症を呈しなかったこと[61]などから，現在両疾患の病因は異なるものと考えられている。表12に示したように臨床症状は類似しているものの[85]，発症状況や原因薬剤が異なることからその鑑別は困難ではない。

2）熱射病

　高温環境下による生体の障害を総称して熱中症というが，これは熱痙攣，熱疲労，熱射病に分けられる[195]。このうち悪性症候群と鑑別が問題となるのは熱射病である。本症の臨床症状は，高体温，意識障害，発汗停止が三徴であるが，その他に皮膚紅潮，頻脈，頻呼吸などを認める。さらに，熱射病には暑熱暴露

表13：古典的熱射病と労作性熱射病の比較

	古典的熱射病	労作性熱射病
年齢	高齢者、幼少児	若年男性
活動性	活動性の低い基礎疾患（循環器疾患、肥満、意識障害など）のある患者に多い	過激な運動（スポーツ、肉体労働）後に発症
発症までの期間	数時間～数日	短時間
発汗停止	90%	50～90%
皮膚の性状	乾燥	50%は湿潤
横紋筋融解症	＋～＋＋	＋＋＋
血清CK上昇	＋～＋＋	＋＋＋
代謝性アシドーシス	±	＋＋
急性腎不全の合併	5%以下	30%
低血糖	±	＋

（行岡秀和：熱中症p777-786, 龍村俊樹, 編：救急医療カラーアトラス. 医薬ジャーナル社, 東京, 2001）

表14：悪性症候群と古典的熱射病の臨床症状の比較

	悪性症候群	古典的熱射病
要因	抗精神病薬	高温環境
経過	亜急性(数日～10日)	急性
高熱	＋	＋
意識障害	＋	＋
筋強剛	＋	筋弛緩
発汗	＋	発汗停止
皮膚の性状	湿潤	乾燥
流涎	＋	−
けいれん	±	＋
低血圧	±	＋
血清CK上昇	＋	＋

（田中雅子, 田中隆穂, 堀田秀文, 他：抗精神病薬が熱中症を増悪したと考えられる躁うつ病の1例. 麻酔と蘇生31. 別冊（悪性高熱研究の進歩18：31-34, 1995）を改変, 文献170）

による古典的熱射病（classical heat stroke）と過剰な運動・労働による労作性熱射病（exertional heat stroke）があり，前者は発汗停止が特徴的であるのに対して，後者では発汗停止を認めないことも多い（**表13**）。

労作性熱射病では後述する横紋筋融解症も高頻度に合併し，血清CK値の異常高値，ミオグロビン血症，ミオグロビン尿などを認める。熱射病は高熱による全身臓器の障害により多臓器不全を呈し死に至る危険性が高く，悪性症候群と同様かそれ以上に生命的な危険が高く，その対応は迅速になされる必要がある。**表14**に示すように，悪性症候群との鑑別は，悪性症候群では筋強剛を認めるが，熱射病では筋強剛は認めない。発汗は，悪性症候群では認めるが，熱射病特に古典的熱射病では発汗は停止している。

一方，抗精神病薬を服用している精神科患者では熱射病になりやすいことが指摘され，抗精神病薬と関連する熱射病（neuroleptic-related heat stroke）という概念も提唱されいる[96]。すなわち抗精神病薬の特にフェノチアジン系薬剤は比較的強い抗コリン作用を有しており，それによる発汗抑制がその発症に関与すると考えられる。また，体温調節中枢である視床下部の視索前野・前視床下部（preoptic area and anterior hypothalamus）のドパミン神経が抗精神病薬の抗ドパミン作用により影響を受けることも無視できないものと思われる。Bark[18]は，自験例2例と過去に報告された49例の精神疾患を有する熱射病の患者51例の概要を報告しているが，51例のうち22例が死亡しており，抗精神病薬服用中の患者では熱射病による死亡率がかなり高いことを念頭に入れておく必要がある。

＜症例＞古典的熱射病[129]

患者は50歳の女性である。23歳より統合失調症のため通院していた。通院は規則正しく，怠薬することもなかった。陽性症状は目立たないが，年を経るごとに陰性症状が目立ち，最近は目的もなく外出し歩き回るという行動が繰り返されていた。投薬内容は，bromperidol 9 mg，thioridazine 75 mg，promethazine 75 mgであった。X年6月16日，その日は昼に30℃近くまで気温が上昇するような晴天の日であったが，12時30分患者が道端でうずくまっているので搬送したいとの連絡が救急隊より入った。来院時，意識レベルはJCSでⅠ－

3,体温は40.9℃,脈拍158/分,血圧78/50 mmHgであった。筋トーヌスは低下しており,発汗も認めなかった。頭部CTに異常所見は認めなかった。血液検査で,白血球数8,400/μℓ,赤血球数338万/μℓ,Hb 10.9 g/dℓ,Ht 31.4％,血小板4.3万/μℓ,CK 8,048 IU/ℓ,GOT 414 IU/ℓ,GPT 216 IU/ℓ,Na 141 mEq/ℓ,K 3.3 mEq/ℓ,Cl 105 mEq/ℓ,BUN 23 mg/dℓ,クレアチニン1.14 mg/dℓであった。発症状況と臨床症状から熱射病と診断し,1日3,000 mℓの輸液と体温冷却を開始した。翌日,体温は39℃台になったが,血清CK値は22,540 IU/ℓ,GOT 9,850 IU/ℓ,GPT 6,170 IU/ℓ,LDH 14,457 IU/ℓに上昇した。また,血小板は1.5万/μℓに低下し,フィブリノーゲン84 mg/dℓ（正常値：129－271），FDP 121.7 μg/mℓ（正常値：5以下），PT 48.6秒（正常値：11.1－12.7）とDICとなったため,ICUに転科となった。

[症例の解説]
　本症例は慢性の統合失調症の患者で,炎天下外出中に倒れているところを発見され,精神科に搬送された症例である。筋強剛は認めず,むしろ筋トーヌスは低下しており,発汗は認めなかった。こうした点から,古典的熱射病と診断でき,悪性症候群との鑑別は困難ではなかった。しかし,高温多湿の状況では悪性症候群も発症しやすいといわれている。したがって,抗精神病薬服用中の患者に対しては,高温多湿の状況は熱射病だけでなく悪性症候群の発症にも注意する必要がある。

3）横紋筋融解症

　横紋筋融解症の原因は,外傷,感染症,酵素欠損症,糖代謝異常,筋疾患などさまざまなものがある。近年話題になっているスタチン系高脂質血症薬のように,横紋筋融解症の原因となる内科薬も存在する。一方,抗精神病薬では横紋筋融解症を誘発する可能性の高い薬剤は認められない。しかし,**表15**に挙げたように,精神科領域では悪性症候群,水中毒,緊張病性興奮,昏迷状態,自殺企図による薬剤の大量服用,アルコールなどの薬物中毒など,しばしば横紋筋融解症を認める病態が存在する[119]。臨床症状としては,罹患筋の疼痛,腫脹,脱力感などを認め,血液検査では高CK血症,高ミオグロビン血症,尿検査では赤褐色尿がみられる。しかし,精神科領域では,臨床症状を訴えない患者や

表15：横紋筋融解症の原因（精神科領域）

悪性症候群
水中毒
熱射症
緊張病性興奮
昏迷状態
ジストニア
セロトニン症候群
けいれん重積状態
アルコール離脱
自殺企図による薬剤の大量服用
長時間の同一姿勢保持（カタトニア）
薬物中毒（覚せい剤，コカイン，MDMA，その他）

　意識障害を伴い自覚症状を訴えられない患者が多く，血清CKの値から初めて横紋筋融解症が疑われる症例も多い。
　障害部位の同定には，MRIや骨シンチグラフィーが有用である[104]。また，たとえば高CK血症と発熱を認める場合など，横紋筋融解症だけなのか，悪性症候群に横紋筋融解症が合併したのか問題となることも多い。いずれにしても，確定診断は血清CK値，ミオグロビンなどの筋肉逸脱酵素の血中濃度測定による。血清CK値は血中半減期がミオグロビンより長いこと，ミオグロビンより簡便に検査できるため，診断には最も有用である[177]。
　横紋筋融解症の場合，問題となるのは高ミオグロビン血症のため急性腎不全に至るかどうかである。ミオグロビンの測定はルーティンに検査できないが，血清CK値が高値であればミオグロビンの値も高いと考えてよく，血清CK値が高ければ高いほど腎障害に至る危険性は高まる。しかし，脱水，発熱などその時の身体状態によっては血清CKの値が低くとも腎障害をきたすこともある。したがって血液検査の結果，高CK血症を認めた場合，十分な輸液を行い，十分な尿量の排泄を確保する必要がある。腎障害が明らかであれば，内科との連携により，血液浄化法を行わなければならない。

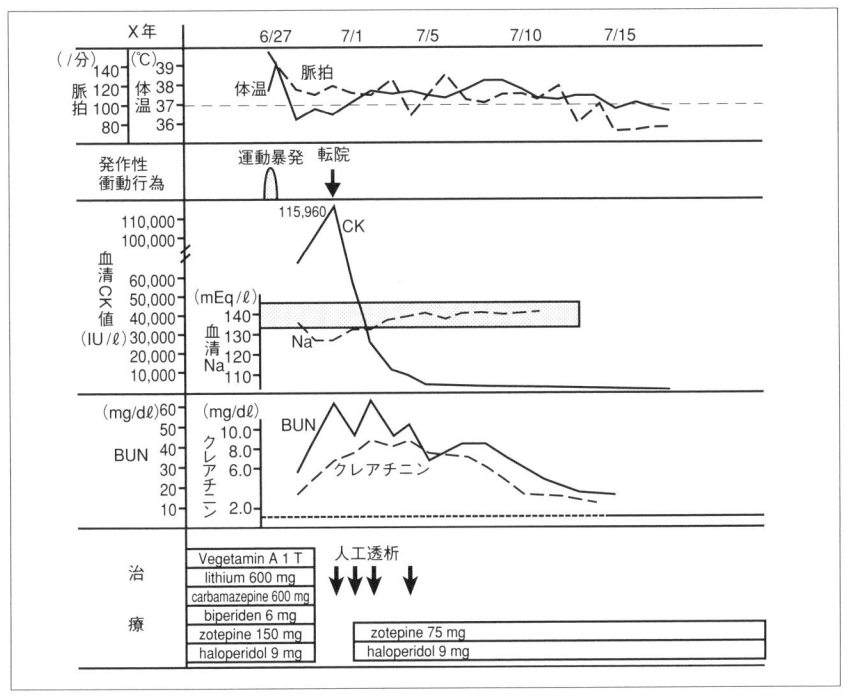

図6：臨床経過

＜症例＞労作性熱射病から横紋筋融解症に至った症例[78]（図6）

　患者は22歳の男性である。15歳のとき統合失調症が発病し，外来で治療を受けていたが，幻覚妄想状態が再燃しA精神病院に入院となった。X年6月27日，午後2時頃看護者のすきをみて猛ダッシュで走り出し離院をはかった（運動暴発）。数分後職員が気づき探したところ，近くの水田で動けなくなっているところを発見された。呼吸促迫を認め，体温は39.1℃，脈拍160/分であった。発汗は認められた。体温冷却，補液により翌日に体温は37℃台に低下した。しかし，その日より乏尿，傾眠状態，全身の筋肉の痛みを訴えた。ミオグロビン尿を認め，血液検査にて血清CK値が115,960 IU/ℓと異常高値を認めた。BUN 64 mg/dℓ，クレアチニン 6.8 mg/dℓであり，急性腎不全のため大学病院内科に入院となった。4回の人工透析が施行され，腎不全は改善した。

[症例の解説]

　本症例の横紋筋融解症には幾つかの要因が関与していると考えられる。6月下旬の高温多湿な環境下で急激な運動後に横紋筋融解症が起きた。そのため労作性熱射病といってもよい状態であるが，患者は抗精神病薬を服用しており，これは先に紹介した neuroleptic-related heat stroke といわれている。抗精神病薬を服用している患者で意識障害が伴うと，一見悪性症候群と鑑別が困難になる場合もある。労作性熱射病と古典的熱射病の違いの1つは，表13にあるように横紋筋融解症の程度である。前項の古典的熱射病の症例では血清CK値が8,048 IU/ℓまで上昇したのに対して，本症例では血清CK値が115,960 IU/ℓまで上昇し，ミオグロビン尿を認め急性腎不全を呈した。熱射病はどのタイプであれ死亡率の高い状態であり，さらに抗精神病薬を服用している患者に発症しやすいので注意が必要である。

4) 水中毒

　抗精神病薬服用中で，特に統合失調症の経過の長い患者において，多飲傾向を示す例が多いことはよく知られている。こうしたいわゆる"水中毒"は，低Na血症，低浸透圧血症を引き起こし，さまざまな臨床症状を呈する。軽症であれば悪心，嘔吐，食欲不振，下痢などを，さらに進行すると運動失調，けいれん，昏睡状態などを認め，重篤になると脳浮腫，肺水腫，うっ血性心不全などで死亡する例もある。その病因については，幾つかの説がある。抗精神病薬の登場以前に多飲水の患者がすでに多数報告されていることから，精神症状の増悪と抗利尿ホルモン（ADH）分泌の増加との関連を考える研究者がいる。一方，抗精神病薬は抗コリン作用を有することや，抗精神病薬を服用している患者の多くが薬剤性パーキソニズムの発現を予防するため抗コリン薬を併用されていることが多く，抗コリン作用による口渇感が多飲に関係している可能性も指摘されている。また，抗精神病薬による syndrome of inappropriate secretion of ADH（SIADH）の関与も考えられている。SIADHの原因薬剤はさまざまな種類のものが挙げられるが，抗精神病薬では haloperidol, chlorpromazine, thioridazine, fluphenazine, thiothixene, risperidone などがSIADHの原因薬剤として報告されている[154]。一般に，ドパミンD_2受容体遮断作用の強い抗精神病薬が

原因薬になりやすい。このことから、Vergheseら[184]は慢性のドパミン受容体遮断が中枢性の飲水惹起物質であるアンギオテンシンⅡを増加させ、アンギオテンシンⅡがさらにADHを分泌し多飲水と水分貯留を引き起こしていると推測している。

SIADHの診断は、
1) 低浸透圧血症（270 mOsm/ℓ以下）を伴った低Na血症、
2) 尿中Na排泄の持続、
3) 血漿浸透圧に比べ尿浸透圧の相対的高値、
4) 浮腫や脱水がないこと、
5) 心臓・腎臓・甲状腺・副腎機能が正常であること、からなされる[58]。

近年抗利尿ホルモン（ADH）が測定できるようになった。そのため、血漿浸透圧が低いにもかかわらずADHの分泌が抑制されていない場合、診断の参考指標になる。水中毒のときは、多量の飲水をしたことがわからない場合は、意識障害、発熱、血清CK値の上昇などを認め、悪性症候群と鑑別を要する症例も存在する[326]。また、すでに述べたように水中毒から悪性症候群に移行した症例も報告されている。いずれにしても、水中毒、悪性症候群とも精神疾患の副作用の中では重篤であり、注意を要する。

＜症例＞水中毒[166]（図7）

患者は49歳の男性。21歳頃、統合失調症に罹患した。幾つかの病院を経由して、32歳当院で治療が開始された。幻覚妄想は認めるが陰性症状が目立つようになり、自閉的な生活をしていた。45歳時、幻覚妄想が増悪したため当院に1回目の入院となった。退院後、haloperidol 4.5 mg, sulpiride 300 mgなどの投与を受けていた。しばらく入院せず外来で治療されていたが、X年8月1日の飲水量の増加がみられるようになり、9月17日多飲と嘔吐を繰り返し、翌18日午前頭痛を訴え、午後4時呼名に反応しなくなったため家族から連絡があり当院に緊急入院となった。入院時、意識レベルはJCSでⅢ-300、体温は38.0℃、血液検査では白血球数20,900/$\mu\ell$、CK 3,090 IU/ℓ、Na 119 mEq/ℓ、K 4.5 mEq/ℓ、Cl 81 mEq/ℓであり、筋強剛はみられなかった。発熱、血清CKの高値から悪性症候群も疑われたが、筋強剛は認めず、水中毒と診断され、生理的食塩水の点

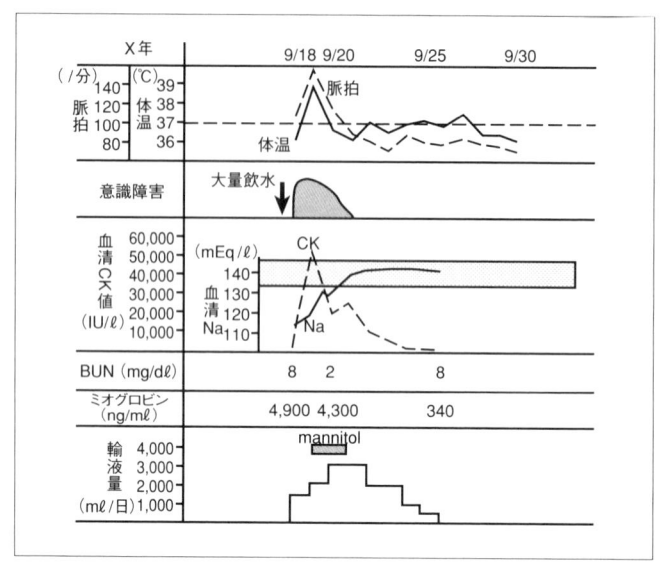

図7：臨床経過

滴が開始された。また，頭部CTでびまん性の脳浮腫の所見が認められたため，mannitolの投与を行った。血清CK値は9月19日に50,800 IU/ℓまで上昇し，血清ミオグロビン値も4,900 ng/mℓと高値を示したが適切に輸液を行ったため急性腎不全にはならなかった。9月21日に意識レベルは清明となった。その後の検査では，低Na血症にもかかわらず，ADHが2.4 pg/mℓと抑制が見られず，SIADHが疑われた。

[症例の解説]
本症例では，入院時意識障害，発熱，血清CK値の上昇と白血球増加が認められた。しかし，その前に多量の飲水をしていることがわかっており，低Na血症を認めたこと，筋強剛が認められなかったことから，悪性症候群との鑑別は困難ではなかった。

5）有機リン中毒，コリン作動性クリーゼ

有機リン中毒の患者で，悪性症候群に類似した臨床症状を示した症例が報告

A. 悪性症候群の臨床

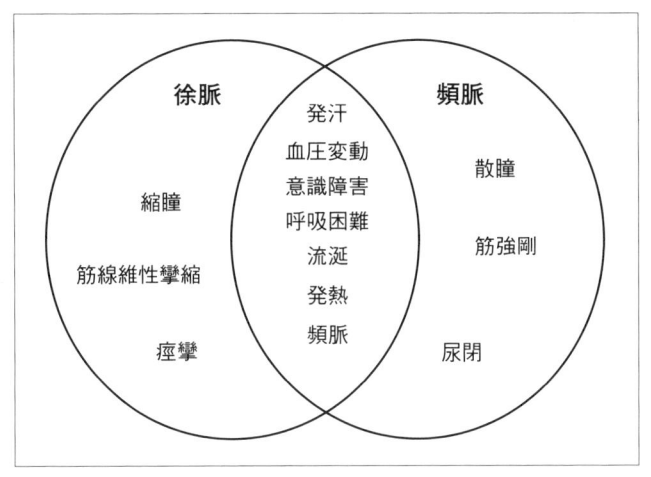

```
      徐脈                          頻脈
             発汗
             血圧変動
   縮瞳      意識障害      散瞳
             呼吸困難
             流涎         筋強剛
   筋線維性攣縮
             発熱
             頻脈         尿閉
   痙攣
```

図8：頻脈と徐脈の症状の比較

されている[132]。図8に示したように，臨床症状が悪性症候群と重複する部分がある。鑑別点は，有機リン中毒では縮瞳が認められることや悪性症候群に特徴的な筋強剛が認められないこと，検査所見でコリンエステラーゼ活性の低下を認めることなどである。精神科で治療中の患者が自殺目的で有機リン系の農薬を飲んで，その事実がわからない場合，誤診する可能性がある。悪性症候群様症状を示し，経過のはっきりしない症例では有機リン中毒の可能性も念頭におき，検査をする必要があろう。

ところで，精神科では向精神薬の投与により排尿障害が生じることがあり，その場合 distigmine bromide（商品名：ウブレチド）の投与が行われることがあるが，最近それによるコリン作動性クリーゼの症例が報告されている[171]。初期の臨床症状は，発汗，流涎，呼吸困難，下痢，縮瞳，腹痛，徐脈などであり，悪性症候群と臨床症状が一部類似している。Distigmine bromide は1錠5mgであり，20 mg までの投与が認可されているが，常用量であっても高齢者や全身状態の不良な症例では致死的な状態にいたることもある。特に高齢者では，許容用量内でも発現することがあり，投与中は注意深い観察が必要である。

6）膠原病・神経筋疾患

　Sjögren症候群[1]，全身こむら返り病[2]，Wilson病[41]，ACTH欠損症[327]などの経過中に悪性症候群に類似の臨床症状を呈した症例が報告されている。これらの症例は抗精神病薬の投与を受けていず，抗パーキンソン病薬の中断により発症してもいない。その点で悪性症候群とはいえない。こうした症例に遭遇することは少ないと思われるが，悪性症候群に類似した臨床症状を示す内科的疾患が存在することは頭に入れておかなければならない。

7）薬物中毒

　精神刺激薬であるmethylphenidate[19,46]，違法性麻薬であるcocaine[35,90]や，amphetamine[31]でも悪性症候群が発現したという報告がある。これらの薬剤は細胞間腔のドパミン，ノルアドレナリン，セロトニンの濃度を増加させる作用を有しており，臨床症状は悪性症候群に類似しているものの，これらの薬剤によって悪性症候群が発現したと結論づけることは慎重でなければならない。後でくわしく述べるが，悪性症候群の病因は十分に解明されているとはいえないが中枢ドパミン神経系の機能低下が関与しているといわれている。それに対して，ドパミン濃度を増加させる物質で悪性症候群に類似の臨床症状が認められることは興味ある現象である。ただし，これらの薬剤によって発現する症状は中毒用量によって発現することが多く，chlorpromazineなどの抗精神病薬が有効なことから[23,35,47,50]，臨床症状は類似しているが悪性症候群と同じ機序で発現しているかは疑問がある。なお，cocaineやamphetamineと同様の依存性薬剤である3,4-methylenedioxymethamphetamine（MDMA, 'ecstasy'）でも高熱やさまざまな精神・神経症状を呈する。MDMAは脳内のドパミン濃度も増加させるが，よりセロトニン濃度を増加させる作用を有することから[155]，MDMAによる臨床症状は別項でふれるセロトニン症候群で説明される[110]。このようなドパミン神経系の活性亢進とセロトニン神経系の活性亢進を引き起こす薬剤で悪性症候群類似の臨床症状を示すことは事実であるが，診断の点では，CaroffやDSM-IV-TRの悪性症候群の診断基準には，それぞれ「他の薬物誘発性疾患が除外される」「他の物質（例：フェンシクリジン）によらない」という項目があり，これらの薬剤による病態を悪性症候群と診断することには現時点では問題があ

る。いずれにしても，cocaine, amphetamines, methylphenidate により悪性症候群様の症状を認めたときは，治療が悪性症候群と一部異なる。すなわち，抗精神病薬が有効な可能性がある。したがって，悪性症候群様の症状を示し治療経過のわからない患者が急患で来院した場合は，こうした依存性薬剤の服用歴も聴取しておく必要がある。

8) その他

抗コリン薬の中毒状態により悪性症候群と類似の臨床症状を示す例が報告されている[29, 64, 139]。発熱，頻脈，意識障害，振戦など悪性症候群と共通の症状を認めるが，筋強剛は認められず，皮膚は乾燥しているか発汗はあっても軽度である，といった違いがあり，薬剤の服用歴を確認すれば鑑別は困難ではないが，抗コリン薬の中毒状態により悪性症候群様症状が出現することを知らないと悪性症候群と誤診する可能性がある[66]。

14. 治療

1) 治療の基本

悪性症候群が疑われれば，抗精神病薬はただちに中止しなければならない。多くの症例は脱水があるため，輸液を行う必要がある。軽症例ではこれだけの処置で改善する。発熱に対して，一般に解熱剤は無効である。40℃以上の高熱が持続する場合，DICや多臓器不全を呈し生命的に危険な状態になるため，強力な全身冷却が必要となる。また，嚥下障害と唾液分泌亢進から誤嚥性肺炎・呼吸不全に陥ったり，横紋筋融解症が著明な場合 急性腎不全を併発する危険性もある。こうした合併症が生じれば，その合併症に対する治療が必要となる。以上のように，悪性症候群が重篤になれば精神科病棟での治療は困難であり，内科やICUに転科させなければならない。また，原因薬剤の中止と保存的治療で改善がみられない場合は，以下に述べる薬物療法が行う必要がある。

2) 薬物療法

a. Dantrolene

　悪性症候群の薬物療法としては，まず dantrolene が挙げられる。Dantrolene は麻酔科領域の悪性高熱症の特効薬であるが，1981 年 Delacour ら[36]によりフランスで悪性症候群に対する有効性が報告された。翌年 Coons ら[33]により英語圏で報告され，その有効性を示す報告が増加した。わが国では，1991 年から 1 年間かけて 27 例の悪性症候群に対して dantrolene の効果が検討され，改善以上が 55.6％，やや改善以上が 77.8％であり[194]，1994 年悪性症候群に対して保険適応が認められた。Dantrolene は末梢性の筋弛緩薬であり，中枢に病因を有すると考えられている悪性症候群になぜ有効かは不明である。Dantrolene が末梢だけでなく中枢にも作用する可能性が指摘されている[121,191]が，詳しい機序は不明である。悪性症候群では嚥下障害や意識障害を呈することが多く，経口投与は困難な例が多い。また，唾液分泌も著明なため，経鼻胃チューブを使用することも難しい。本剤は注射薬剤があり，意識障害を示す症例には使用しやすい。1 バイアル 20 mg で 60 mℓ の蒸留水で溶解し，10～15 分かけて静注し，症状の程度に応じて 1 日 3～4 回投与する。急速に投与すると低血圧をきたすといわれている。悪性高熱症では，1 日の投与量は 7 mg/kg までといわれているが，悪性症候群では最高 200 mg/日までの使用が薦められている。嚥下障害が改善されれば，経口投与に切りかえてもよい。

b. ドパミン作動薬

　悪性症候群の病因には，いくつもの状況証拠からドパミン受容体の急激な遮断ないしは機能低下が関与していることは明らかである。そのため，ドパミン作動薬も有効である。1983 年に Mueller ら[109]が悪性症候群に対して bromocriptine が有効なことを報告し，以後 bromocriptine の有効性を示すで症例が数多く報告された。ただし，この薬剤は経口薬しかなく，経口投与が不可能であれば経鼻胃チューブを通して投与しなければならない。わが国では，最大 30 mg/日までの使用が薦められている。

　Bromocriptine 以外では amantadine と L-dopa の有効例が報告されている。Amantadine であれば，200～400 mg/日を投与するが，本剤もわが国では経口

薬しかなく，経鼻胃チューブを通して投与する必要がある。それに対して，L-dopa は注射薬剤がある。著者は，dantrolene と同様に L-dopa が静脈投与可能なことから，悪性症候群に L-dopa の投与を行いその有効性を確認している[126]。すなわち，dantrolene の投与だけでは臨床症状が完全に消失しなかった症例で，L-dopa を 50〜100 mg 点滴静注することで臨床症状が急速に改善した。投与量に関しては，著者は 100 mg まで使用し有害作用は認めなかったが，L-dopa の注射薬剤の説明書には常用量は1日 25〜50 mg を 1〜2 回に分けて投与すると記載されている。最大投与量の記載はないが，効果が得られなければ 50 mg 以上使用しても問題ないと思われるが[134]，その場合は副作用として血圧低下など記載されているので，そうした有害作用に注意しながら投与する。また，dantrolene の注射薬剤は悪性症候群の治療薬として広く認められており，総合病院であれば常備保存されているが，L-dopa の注射薬剤はパーキンソン病患者で手術のため経口投与ができない時に使用される程度である。また，悪性症候群の治療薬として認可されていないため，かならずしもすべての病院に常備されていない場合もある。

　以上のように，今までのところ悪性症候群に対しては，ドパミン作動薬として bromocriptine, amantadine, L-dopa を使用した報告がほとんどであるが，最近は新しいドパミン作動薬も登場しており，今後新しいドパミン作動薬の有効性についても検討する必要があろう。

　Rosenberg ら[145]が，保存的治療のみ，dantrolene 投与群，bromocriptine 投与群の 3 群間で治療反応性を検討しているが，保存的治療のみでは改善までに 15 日かかったが，dantrolene の投与群では 9 日，bromocriptine 投与群では 10 日かかったと述べており，薬物療法の有効性を示している。むろん，実際の治療ではこれらの薬物療法は単独で行う必要はない。重篤な状態であれば，作用機序の異なる dantrolene とドパミン作動薬の併用も試みられる。

c. その他

　悪性症候群に対する使用可能な薬剤として，diazepam を初めとする benzodaizepine 系薬剤が有効であった例も報告されている。特に，精神運動興奮などの精神症状の認められる症例には試みられてよい治療薬であるが，dantrolene

やbromocriptineに比較して同等の効果があるかは不明である[27]。最近methylpredonisolone[148]が効果を示したという報告が認められる。しかし，まだ例数が少なく，その有用性については結論を下す段階にはない。

＜症例＞ L-dopaが有効であった例[127]（図9）

患者は31歳の女性である。22歳の時，結婚し1子を儲ける。26歳のとき統合失調症が発症し，治療が開始された。家事，育児はこなしていたが，26歳時昏迷状態となりA病院に入院した。Haloperidol，sulpirideなどが投与され，半年後退院した。その後，無為・自閉など陰性症状が目立ち，家事ができなくなり，一人実家にもどり両親の世話を受けながら生活していた。4年経過した患者31歳の時，服薬内容はhaloperidol 13.5 mg, biperiden 6 mg, Vegetamin A 1錠，flunitrazepam 2 mgを服用していた。その年の9月意欲の低下がより目立つようになり，risperidone 2 mgが追加されhaloperidolは9 mgに減量された。10月になり，精神状態に変化ないためrisperidoneは4 mgに増量されhaloperidolは6 mgに減量された。10月17日になり発語が少なくなり，流涎が出現した。

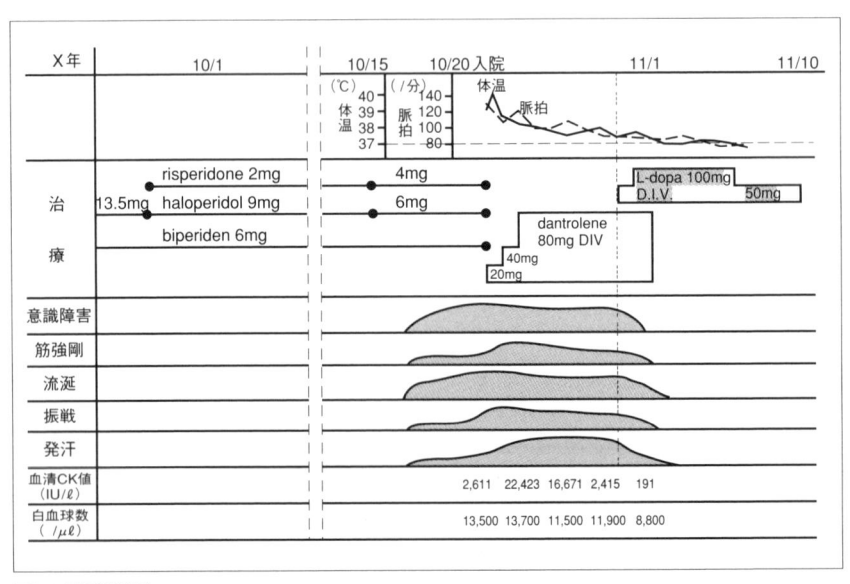

図9：臨床経過

10月20日食事がとれなくなり歩行ができなくなった．10月22日家族に連れられ来院し入院となった．

　入院時，体温は39.0℃，脈拍は126/分であり，開眼しているが呼名に反応はなかった．筋強剛，振戦も認めた．補液と抗生剤の投与が開始されたが，入院当日の夜体温は39.8℃に上昇した．血液検査所見では，白血球数13,500/$\mu\ell$，血清CK値2,611 IU/ℓであった．これらの結果から悪性症候群と診断され，翌日よりdantrolene 20 mgの点滴投与が開始された．Dantroleneは80 mgまで増量されたが，振戦，筋強剛，全身の発汗がより目立つようになったため，大学病院に転院となった．

　転院時の血液検査では，血球数13,700/$\mu\ell$，血清CK値22,423 IU/ℓであった．その後，体温は37℃台となり，血清CK値は低下したが，感染の所見はみられなかったが白血球数は1万台で推移した．10日間dantroleneを投与したが，臨床症状に改善が見られないため，10月30日よりL-dopa 50〜100 mgの点滴投与を開始した．その3日後になり，体温は36℃台に低下し筋強剛，振戦，流涎，発汗は消失した．

[症状の解説]

　本症例では，悪性症候群の治療としてdantroleneを80 mgまで増量したが，十分な効果がなくL-dopaを100 mgの点滴投与を行った結果，悪性症候群の臨床症状は急速に改善した．

3) 電気けいれん療法

　電気けいれん療法（Electroconvulsive therapy, ECT）は，一般には悪性症候群の治療法の第一選択にはならない．しかし，悪性症候群の経過中に精神症状が増悪する症例が存在する．また，緊張病の場合，発病時精神運動興奮や脱水状態を伴い，抗精神病薬を投与すると悪性症候群を発生させる危険性が高まる．1980年以前，悪性症候群と思われる症例にECTが有効との報告[328,329]があるが，悪性症候群の診断のもとにECTの有効性を報告したのは1983年Jesseeらの報告[75]が初めてである．その後，これまでに悪性症候群に対するECTの有効性を示した論文は次々と発表され，現在ECTに関するアメリカ精神医学会タスクホースレポートにもその適応疾患として悪性症候群が挙げられている[9]．著者

は[128]，5例の興奮，不穏などの精神症状の伴う悪性症候群に対してECTを行ったが，治療開始から改善までの期間は6日間であり，先に紹介したRosenbergら[145]のdantroleneやbromocriptineの約10日の改善期間よりも短かく，有効性，改善期間ともECTが優れていることを確認している。

＜症例＞ECTが有効であった例[125]（図10）

患者は59歳のうつ病の女性である。心房細動，慢性心不全で治療を受けている。今回が4回目の入院になる。入院時，精神運動抑制が著明であった。

悪性症候群1回目のエピソード：入院後，いくつもの抗うつ薬を試みるが，症状は遷延した。Sulpirideがやや有効であったため投与を継続したが，錐体外路症状の出現のためbiperidenを併用した。入院7ヵ月目になり，錐体外路症状が増悪したため，amantadineとL-dopaを追加投与した。さらに2ヵ月後，錐体外路症状の改善が認められないため，amantadineをpiroheptineに切りかえたところ，翌日になり，38℃の発熱，筋強剛の増悪，発汗，意識障害を呈した。悪性症候群の診断のもとに，amantadineを再投与するとともに，dantroleneと

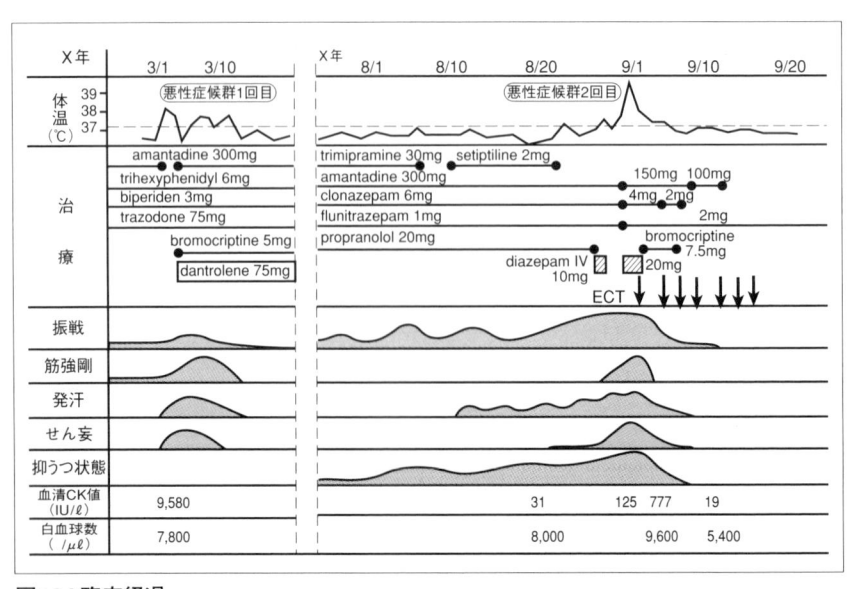

図10：臨床経過

bromocriptine の投与も行った。悪性症候群は 10 日ほどで改善した。

悪性症候群 2 回目のエピソード：Amantadine を中止したことで悪性症候群が発症したため，amantadine は継続投与していたが，悪性症候群 1 回目のエピソードから 4 ヵ月目頃より，手指の振戦が目立つようになった。そのため，clonazepam を投与したが十分な効果は得られなかった。一方，うつ病の症状が改善しないため，setiptiline を投与したが，途中より発作性に手指の振戦が増強し，同時に上半身の発汗を認めるようになった。さらに，せん妄状態も出現するようになった。せん妄に amantadine や clonazepam が関与していると考え，両薬剤を減量したが，振戦はより著明となり，39.8 ℃ の高熱を認めた。悪性症候群の再発が疑われ，その薬物治療が考慮された。しかし，罪責妄想などうつ病の症状も強いため，ECT を導入せざるを得ないと考えられた。そのため，家族に書面による同意をとり無痙攣性の ECT を行ったところ，その効果は劇的であった。すなわち，1 回目の ECT で振戦は著明に軽減し，4 回目の ECT の後に悪性症候群の症状と精神症状は消失するに至った。その結果，多剤投与となっていた投薬を整理することができ，また 1 年半に及んだ入院から退院することができた。

[症例の解説]

この症例は，悪性症候群の 1 回目のエピソードは amantadine の中断により，2 回目は setiptiline の投与と amantadine あるいは clonazepam の減量がその発症に関与しているものと考えられた。いずれにしても，悪性症候群になりやすい症例と思われる。悪性症候群の ECT による治療は，欧米においてはかなりの数が報告されている。近年，わが国においても，悪性症候群に対する有効性を示す症例が報告されている。今回われわれは，2 回目の悪性症候群時に ECT を行い，劇的な効果を認めた。一般に悪性症候群の治療は，dantrolene や bromocriptine などの薬物治療により行われているが，この症例のように精神症状の悪化があり，薬物療法より ECT が有効と考えられる症例も存在する。十分な身体管理のできる施設では，症例によっては，ECT も悪性症候群に対して考慮される治療法の 1 つであることが示された。

以上，悪性症候群の治療の手順をまとめたものが図 11 である。

ところで，悪性症候群の既往を有する患者に ECT を行う場合，その麻酔とし

I. 悪性症候群

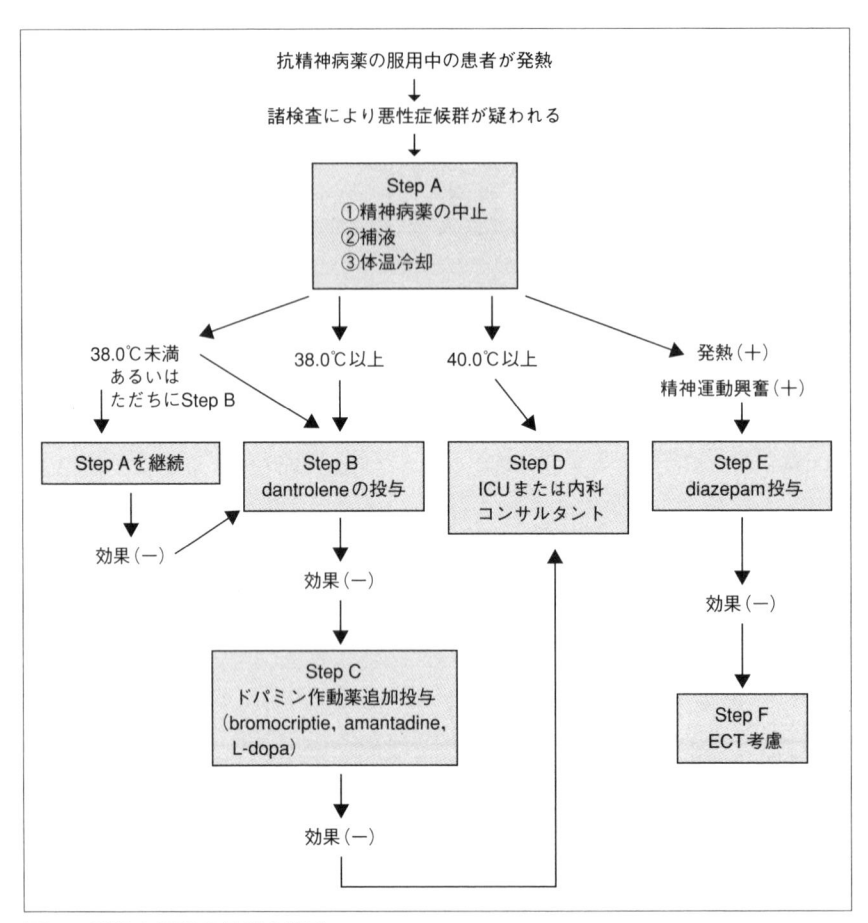

```
抗精神病薬の服用中の患者が発熱
          ↓
諸検査により悪性症候群が疑われる
          ↓
       Step A
    ①精神病薬の中止
    ②補液
    ③体温冷却
```

- 38.0℃未満 あるいは ただちにStep B → Step Aを継続 → 効果(−)
- 38.0℃以上 → Step B dantroleneの投与 → 効果(−) → Step C ドパミン作動薬追加投与 (bromocriptie, amantadine, L-dopa) → 効果(−)
- 40.0℃以上 → Step D ICUまたは内科コンサルタント
- 発熱(+) 精神運動興奮(+) → Step E diazepam投与 → 効果(−) → Step F ECT考慮

図11：悪性症候群の治療の概略

てどのような薬剤で行うか議論がなされてきた。著者は麻酔科との連携により，精神症状を伴う悪性症候群にECTを行ったが，その時の麻酔はthiopentalとsuccinylcholineであった。Succinylcholineは悪性高熱症の原因薬剤の1つに挙げられているが，悪性症候群と悪性高熱症は完全に結論が出たわけではないが病因が異なっていると考えられている。したがって，その時の筋弛緩薬として脱分極性のsuccinylcholineを使用しても問題はないものと考えられるが，この点についてはもう一度述べる。

15. 悪性症候群の後遺症

　悪性症候群から改善した後は，一般に後遺症なく改善する。しかし，残遺症状を示した例も報告されている。Adityanjeeら[6]は，過去に報告された31の症例報告をまとめているが，それによると，健忘，小脳失調症などの中枢神経障害，末梢神経障害，錐体外路症状，四肢の拘縮などの報告例がある。原因としては，悪性症候群時の高熱，低酸素血症，栄養障害などが影響していると考えられている。また，抗精神病薬に炭酸リチウムが併用され悪性症候群が発現した症例では，特に小脳障害が生じやすいともいわれている[73]。

16. 悪性症候群から改善後の抗精神病薬の再投与

　悪性症候群は抗精神病薬のアレルギー反応ではないので，悪性症候群から改善した後同じ抗精神病薬を再投与すると必ず悪性症候群が再発するわけではない。しかし，少なくとも2週間の無投薬期間を設けることが勧められている[143]。また，ドパミンD_2受容体遮断作用の強い抗精神病薬の方が悪性症候群を発現させる危険性が高いので，抗精神病薬の再投与時はできるだけドパミンD_2受容体遮断作用の弱い抗精神病薬を選択する方が望ましい。その観点からは，最近登場したaripiprazoleやquetiapineなどの第二世代の抗精神病薬の投与が薦められる。もちろん，これら第二世代の抗精神病薬で典型的な悪性症候群が発症した報告も認められ，どんな抗精神病薬であっても悪性症候群の発症の可能性のあることは忘れるべきではない。

17. 悪性症候群と麻酔

1）悪性症候群の既往を有する患者の麻酔

　悪性症候群に罹患中の患者に緊急手術をすることはほとんどないと思われるが，その既往を有する患者の手術をしなければならないことがある。また，悪性症候群から改善後，精神状態の悪化のためECTを選択する場合に，患者の麻酔にどのような薬剤を使用するか議論がある。悪性症候群と悪性高熱症の病因

が同じであれば悪性症候群の麻酔は悪性高熱症の危険のある患者に対する麻酔と同じように揮発性吸入麻酔薬は避け，さらに非脱分極性の筋弛緩薬を使用する必要があろう．しかし，すでに述べたように両疾患は病因が異なると考えられること，ECTでは10分程度の麻酔ならびに筋弛緩作用が発揮されていればよく，その場合脱分極性の筋弛緩薬であるsuccinylcholineと静脈麻酔薬の組み合わせでECTを行い，悪性症候群や悪性高熱症の発症は認められていない[81, 178]．しかし，どうしても悪性高熱症の発症に対して不安がある場合，筋弛緩薬はvecuroniumなどの短時間作用性の非脱分極性筋弛緩薬で麻酔を行う慎重な研究者もいる[67, 69]．脊戸山ら[149]は，悪性症候群の既往を有する3例の患者のECT時の麻酔としてthiopentalと，筋弛緩薬として非脱分極性の筋弛緩薬であるvecuroniumを使用し，平均麻酔時間は38分であったと報告している．それに対して，succinylcholineを使用した場合の平均麻酔時間が19分であり，短時間作用性といっても非脱分極性の筋弛緩薬はsuccinylcholineに比較すると長くなる．ECTは麻酔科医と連携して行うため，どの筋弛緩薬を使用するかは，その施設の麻酔科医と相談して決める必要があろう．一方，悪性症候群で著しい横紋筋融解症を合併していた患者では，横紋筋融解症を合併していない患者に比較してsuccinylcholineを使用すると筋からのカリウムの遊離が増すため，血清カリウム値が上昇し不整脈を誘発することから，悪性症候群の麻酔でsuccinylcholineの使用を避ける研究者もいる[52]．

2）抗精神病薬長期服用患者の麻酔

　悪性症候群の既往の有無にかかわらず，精神疾患で長期間抗精神病薬を服用している患者の手術のリスクは高いといわれている[13]．すでに述べたように，揮発性吸入麻酔薬と脱分極性筋弛緩薬の投与で悪性症候群が発現することはないが，術後合併症として，カテコラミン抵抗性の低血圧，腸管麻痺，突然死などが指摘されているので，術中・術後は注意深い観察が必要である．また，緊急手術でなければ，大量の抗精神病薬を服用している患者ではできるだけ減量し手術を受けさせるほうが，術後の突発的な合併症の危険は低くなるものと思われる．

一方，抗精神病薬と麻酔薬との相互作用を避ける目的で手術日よりかなり早く抗精神病薬を中止することは，別の点で手術を困難にさせる．すなわち，精神疾患を有し長期に抗精神病薬を服用している患者では，抗精神病薬を早く中止すると精神状態の悪化をきたし手術が困難になる．また，悪性症候群は抗精神病薬（併用されている抗パーキンソン病薬も含む）の減量・中止でもおきることがあるため，できるだけ抗精神病薬は中断期間が長くならないようにしたほうがよい．パーキンソン病の患者（特に過去に抗パーキンソン病薬の中断で悪性症候群を呈したことがある症例）の場合，抗パーキンソン病薬の中断で悪性症候群が発現する可能性がある．したがって，パーキンソン病患者では，抗パーキンソン病薬は経口服用ができなくなる術前よりL-dopaの静脈投与に切り替え，術後経口で服用可能となるまでL-dopaの静脈投与を続けることが薦められる[134]．

B. 悪性症候群の病態生理仮説

1. 骨格筋異常仮説

　悪性症候群は，報告された当初より抗精神病薬の中脳や間脳への"toxic"な作用によって生じると漠然と考えられてきた．一方，1970年代より揮発性吸入麻酔薬によって発症する悪性高熱症と悪性症候群の臨床症状の類似性が注目されるようになった．悪性高熱症の病態に関しては，すでに骨格筋に異常を有する個体に揮発性吸入麻酔薬が作用すると骨格筋小胞体よりカルシウムが過剰に放出され，その結果筋の異常な収縮と熱産生が生じると考えられていた．悪性症候群の骨格筋異常仮説はこの考えに基づき，抗精神病薬が骨格筋に作用し悪性高熱症と同じ機序によって本症候群が生じるという仮説である．しかし，その後行われた悪性症候群の患者の筋生検標本を用いたカフェインによる骨格筋収縮検査で悪性高熱症に見られるのと同じ異常収縮を認めないこと，悪性症候群の既往を持つ患者が吸入麻酔によって悪性高熱症になったという報告がないこと，悪性高熱症は遺伝性があるのに対して悪性症候群は遺伝性はほとんどな

いことなどから，両疾患は臨床症状は類似しているが，異なる疾患と考えられるようになっている。

2. ドパミン受容体遮断仮説

1981年，Hendersonら[60]とToruら[176]がそれぞれ別の雑誌に，パーキンソン病患者が精神疾患の出現のため抗パーキンソン病薬を中断した後に悪性症候群と類似の状態を示した症例を発見し，悪性症候群は線条体や視床下部のドパミン受容体が遮断された結果生じるという仮説を提唱した。また，同じ年にBurkeら[22]がHuntington病の不随意運動に対して脳内ドパミン濃度の枯渇作用を有するα-methylparatyrosineとtetrabenazineの投与中に悪性症候群が発現した症例を報告している。この症例も，悪性症候群ではドパミンの機能低下が関与することを支持する報告である。

さらに，悪性症候群の原因となる抗精神病薬はほとんどがドパミン受容体遮断作用を有すること，ドパミン受容体遮断作用の強い薬剤ほど悪性症候群を引き起こしやすいこと，ドパミン作動薬が悪性症候群の治療に有効であることなどから，この仮説は支持され広く認められている。しかし，この仮説だけで悪性症候群の病態すべてを説明できないことも事実である。たとえば，同じくドパミン受容体遮断によって生じる薬剤性パーキンソン症候群の発生率は高いのに対して，悪性症候群では抗精神病薬服用者の0.2％程度にしか発生しない。また，抗精神病薬を大量に服用しても悪性症候群にはならない症例がいる一方で，少量の抗精神病薬で悪性症候群になる症例も存在する。これらの事実から，悪性症候群の発生には個体側の要因も関与することが推測される。近年，悪性症候群にはドパミン系の異常だけでなく，セロトニン系，ノルアドレナリン系などさまざまな神経系の異常の関与も指摘されている。おそらく，抗精神病薬の投与によりドパミン受容体が遮断されても，それだけでは悪性症候群には至らない。これに，脱水，興奮，高温環境などの要因が加わり，生体の防御機構が破綻した時に，ドパミン系から他の神経系にも異常が及び，多彩な悪性症候群の症状が出現することが考えられるが，このあたりの詳しい機序については不明である。

3. ドパミン・セロトニン不均衡仮説

　山脇は，視床下部の体温中枢においてドパミンは体温下降にセロトニンは体温上昇に関与するという動物実験の結果や[189]，抗うつ薬であるamitriptylineによって悪性症候群に類似した症状を示した1症例の髄液においてセロトニンの代謝産物である5-hydoxyindoleacetic acid（5-HIAA）が異常高値であった[190]という結果に基づいてこの仮説を提唱した。この仮説によれば，体温下降に関与するドパミン系と体温上昇に関与するセロトニン系は正常状態ではよく均衡が保たれ体温変化はないが，抗精神病薬の投与によりドパミン系の遮断と共に相対的なセロトニン系の機能亢進状態が生じ，体温の上昇が生じる。前述のドパミン受容体遮断仮説にセロトニン系の関与を考慮にいれた仮説である。しかし，抗精神病薬によって生じる悪性症候群でどの程度セロトニン系が関与しているのか不明である。また，悪性症候群の患者の髄液で5-HIAA値の高値を示す症例がその後報告されていないという問題もある。

4. 細胞内カルシウム異常仮説

　すでに述べたように，悪性症候群ではドパミン系の異常だけでなく，セロトニン系，ノルアドレナリン系の異常も存在することが指摘されるようになった。一方，神経細胞内のカルシウムは各種神経伝達物質の放出の調整に関与している。そこで，悪性症候群のさまざまな神経系の異常を包括する説明として，山脇によってこの仮説が提出された[193]。悪性高熱症において，筋小胞体からの異常なカルシウム遊離を抑制するdantroleneが悪性症候群にも有効であるという事実もこの仮説の背景にある。しかし，著者の経験では悪性症候群にはdantroleneよりドパミン作動薬の方がより効果があるように思われる。また，verapamil[115]やnifezipine[62]などのカルシウム拮抗薬が悪性症候群に有効との報告もあるものの，その報告数はきわめて少ない。したがって，現時点では悪性症候群に細胞内カルシウム異常が存在するのか，存在するとして悪性症候群の病因にどの程度の役割を果たしているのか，検証しなければならない。

5. その他

　KornhuberとWeller[89]は，悪性症候群の治療に有効性を示すドパミン作動薬であるamantadineがグルタミン酸受容体の1つであるN-methyl-D-asparatate（NMDA）受容体拮抗薬でもあることから，悪性症候群のグルタミン酸異常仮説を提唱した。一方，Leeら[98]はdiazepamが悪性症候群に有効であることから，悪性症候群のGABA欠乏仮説を提唱した。悪性症候群の病因にグルタミン酸神経やGABA神経の関与を全く否定することはできないものの，ドパミン受容体遮断仮説ほどの状況証拠はなく，最近は重要な仮説とはみなされていない。

C. 悪性症候群の基礎研究

1. 悪性症候群患者の体液中のモノアミン動態

　Feibelら[48]は1例の悪性症候群において，その病相期に尿中と血清のアドレナリン（adrenaline, A）とノルアドレナリン（noradrenaline, NA）の高値を報告した。その後，Hashimotoら[59]は尿中のAとNAの高値を，Ansseauら[12]は尿中のNAの代謝物である3-methoxy-4-hydroxy-phenylethleneglycol（MHPG）の高値を報告した。江原ら[45]は，3例の悪性症候群においてその病相期で尿中AとNAが高値を示した症例を報告している。1990年代に入り，Gurreraら[55]が13例の悪性症候群の患者の尿中のカテコルアミン値の高値を報告した。最近では，Spivakら[159]が8例の悪性症候群においてその血清のAとNAの高値の報告をしている。また，Spivakらは，血清ドパミンの代謝物である3,4-dihydroxyphenlalanine（DOPA）も改善後の値に比較して病相期で有意に低値であったと報告し，悪性症候群におけるドパミン神経系の機能低下と関連すると述べている。著者は[130]，7例の悪性症候群において血清AとNA，尿中のA，NA，vanillylmandelic acid（VMA）の測定を行った。表16が7例の臨床症状の概要である。7例とも，抗精神病薬投与中38℃以上の発熱を示し，意識障害，筋強剛，発汗・唾液分泌過多などの自律神経症状を示し，血液検査ではCK値が全例高値を示し，典型的な悪性症候群と考えられた。その結果，血清AとNA，

表16：悪性症候群7例の臨床症状

	年齢	性別	基礎疾患	原因薬剤	最高体温（℃）	筋強剛	血清CK値（IU/ℓ）	脈拍	意識障害	発汗	転帰
症例1	59	女	Major depression Parkinson's syndrome	Withdrawal of amantadine	38.0	＋	9,580	110	＋	＋	改善
症例2	44	男	Mental retardation	HLP	41.0	＋	1,688	130	＋	＋	改善
症例3	25	女	Mood Disorder Mental retardation	Zotepine Lithium	40.0	＋	44,880	140	＋	＋	改善
症例4	31	女	Shizophrenia (undifferentiated)	Risperidone	39.8	＋	22,423	130	＋	＋	改善
症例5	25	女	Mood Disorder Mental retardation	Thioridazine	38.2	＋	1,558	120	＋	＋	改善
症例6	35	男	Shizophrenia (undifferentiated)	HLP, CP Perphenazine	40.6	＋	2,238	130	＋	＋	改善
症例7	43	男	Shizophrenia (paranoid)	HLP, zotepine Lithium	39.5	＋	10,110	122	＋	＋	改善

HLP : haloperidol; CP : chlorpromazine

表17：悪性症候群7例の血清，尿中のカテコルアミン値

(a) 血清カテコルアミン

	A	NA
正常値	100 pg/mℓ以下	100-450 pg/mℓ
症例1	75	962
症例2	102	1672
症例3	98	1086
症例4	46	943
症例5	279	1065
症例6	154	1747
症例7	65	610
平均	117.0	1155.0
SD	73.4	379.8

(b) 尿中カテコルアミン

	A	NA	VMA
正常値	3-15 μg/day	26-121 μg/day	1.3-5.1 mg/day
症例1	43.6	210.2	5.2
症例2	30.9	187.5	5.2
症例3	31.1	255.6	3.4
症例4	238.8	832.2	7.4
症例5	18.4	151.9	3.2
症例6	45.9	299	7.9
症例7	34	386.6	11.4
平均	63.2	331.9	6.2
SD	72.2	216.6	2.7

尿中のA，NA，VMAの平均値は正常範囲に比較して高値を示していた（**表17**）。以上の結果から，悪性症候群の状態の時には末梢の交感神経系の亢進状態があることは確かと考えられる。

一方，悪性症候群では中枢のドパミン神経系を中心とする異常が想定されるため，体液の中では髄液の結果が重要と考えられるが，検査の煩雑さのため髄液に関するカテコルアミン動態に関する報告は少ない。これまで著者は3回にわたり悪性症候群の患者の髄液中のモノアミン動態の検討を行った。1回目（1990）は悪性症候群8例に関して[120]，2回目（1995）は11例[124]で，3回目（2007）は7例[130]の患者の髄液モノアミン動態を対照群と比較した。

表18：悪性症候群7例の髄液HVA, 5-HIAA, NA, GABAの値

髄液	HVA 52.9±9.3 (ng/mℓ)			5-HIAA 20.8±2.8 (ng/mℓ)			NA 0.08±0.02 (ng/mℓ)			GABA 380.8±96.8 (pmol/mℓ)	
対照群 (n=8) (平均年齢：39.1±8.9歳)										(n=6) (平均年齢：30.5±9.4歳)	
	病相期	改善後		病相期	改善後		病相期	改善後		病相期	改善後
症例1	16.1	/		13.7	/		0.18	/		24	/
症例2	34.5	15.7		24.7	18.7		0.175	0.07		125	312
症例3	42.4	39.2		27.2	25.8		0.339	0.228		167	459
症例4	48.5	/		23.1	/		0.358	/		178	/
症例5	31.9	37.6		17.7	13.3		0.217	0.09		409	595
症例6	5.7	9		20.1	7.3		0.59	0.098		306	277
症例7	26.7	30.2		19.1	18.4		0.297	0.224		/	/
(平均年齢：37.4±12.2歳)											
Mean±S.D.	29.4±14.8[a]	26.3±13.4[b]	20.8±4.6	16.7±6.9		0.31±0.14[c]	0.14±0.08		201.5±136.4[d]	410.8±146.0	

a：p＝0.0078 (vs. controls)；b：p＝0.0045 (vs. controls)；c：p＝0.0012 (vs. controls)；d：p＝0.0547 (vs. controls)

ここでは2007年発表のデータを示すが，基本的に過去2回のものとその結果に変わりはない。測定したものは，NA，ドパミンの代謝産物である homovanillic acid（HVA），セロトニンの代謝産物である 5-HIAA である。さらに，γ-aminobutiric acid（GABA）も測定した。その結果は表18に示したが，まずNAであるが，正常対照群に比較して悪性症候群の病相期では有意に高値を示し，改善後は正常に復した。

悪性症候群では多彩な自律神経症状が認められるが，NAの高値はそれを支持する所見と考えられた。HVAであるが，悪性症候群の病相期では正常対照群に比較して有意に低値を示した。また，改善後もその低値は持続した。

この結果は，悪性症候群の病因におけるドパミン機能低下仮説を支持するものと考えられた。改善後もHVAは低値を示したが，髄液検査は改善後2週間以内に実施している場合が多く，臨床症状は改善しても髄液のレベルではドパミン機能は正常に回復していないことが示唆された。悪性症候群から改善して抗精神病薬をすぐ再投与すると悪性症候群の再発の危険性が高いといわれている。

著者の悪性症候群研究の結果から，改善後のHVAの低値は悪性症候群から改善後もドパミン機能の低下は続いており，この時抗精神病薬を再投与すると悪性症候群が再発する危険性があることを示唆させる。

5-HIAAであるが，悪性症候群の病相期，改善後の値とも正常対照群と比較して変化は認めなかった。抑制系の神経伝達物質であるGABAについては，悪性症候群の病相期ではGABAの値は正常対照群に比較して低値の傾向を認めた。この結果から，悪性症候群ではGABA神経系の機能低下も示唆された。

以上の結果を悪性症候群の臨床症状との関係で述べると，髄液HVAの低値はドパミン神経系の機能低下と関連し，筋強剛，振戦などの臨床症状に結びつくものと思われる。NAの高値は，末梢の交感神経系の亢進とも関与し，悪性症候群の発汗，頻脈，流涎などの多彩な自律神経症状と関連しているかもしれない。GABAの値が低値であったが，悪性症候群の病因と直接関与しているかは不明である。しかし，悪性症候群の治療としてGABA神経系の増強作用を有するdiazepamなどのbenzodiazepine系薬剤が有効であるとの報告が散見される。

著者の結果は，このdiazepamの有効性に根拠を与える所見かもしれない。このように，悪性症候群はドパミン神経系の機能低下に加えて，他の神経系の異

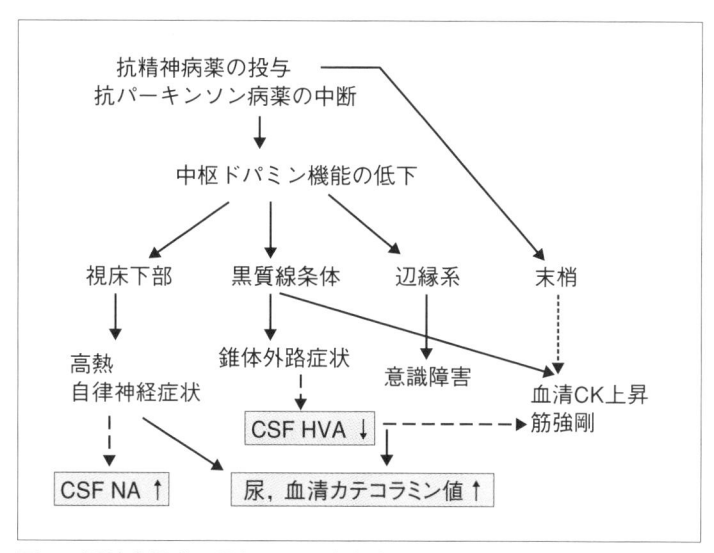

```
抗精神病薬の投与
抗パーキンソン病薬の中断
          ↓
   中枢ドパミン機能の低下
   ↙    ↓    ↘    ↘
視床下部 黒質線条体 辺縁系 末梢
  ↓     ↓      ↓     ↓
 高熱  錐体外路症状 意識障害 血清CK上昇
自律神経症状          筋強剛
  ↓     CSF HVA ↓ - - →
 CSF NA ↑  尿,血清カテコラミン値 ↑
```

図12：悪性症候群の予想される臨床症状の病態生理

常も伴い，多彩な臨床症状の発現と結びついているものと考えられる。図12に，著者が考えている悪性症候群の病態生理の機序を示した。なお，上記の悪性症候群の髄液の結果に関して，髄液HVAの低値は2001年Uedaら[181]により多数例で確認されている。

2. 悪性症候群患者の剖検脳に関する研究

Hornら[65]は悪性症候群で死亡した1例の剖検脳において，前視床下部に小壊死病変を認めたと報告している。しかし，その後彼らの所見を支持する報告は認められていない。一方，Kishら[86]は，3例の高熱で死亡した患者の剖検脳において，各部位の組織内のモノアミン値の測定を行っている。3例のうち2例は悪性緊張病と診断され，1例は悪性症候群と診断されていたが，両者の結果は類似の結果を示していた。すなわち，線条体では組織中のHVAは低値を示していた。視床下部では，NAが低値を示していた。

線条体におけるHVAの低値は，著者が悪性症候群の患者の髄液で認めた

HVAの低値と関連する所見と考えられる。

著者が行った悪性症候群の髄液検査では，その病相期においてNAの値は高値を示したが，Kishの視床下部におけるNA値の低値は悪性症候群の時視床下部から大量のNAが放出され，髄液中ではその高値を認めるが，剖検脳ではNAが放出された結果としてその低値として認められたのかもしれない。

Gertzら[53]は，悪性症候群で死亡した患者の脳切片の染色を行い，黒質のニューロメラニン色素を含有するニューロンの減少を報告している。この部位のニューロンは，多くがドパミン作動性ニューロンであるため，ニューロメラニン色素を含有するニューロンの減少はドパミン神経系の機能の低下に結びつくと述べている。

3. 悪性症候群の画像研究

De Reuckら[42]は2例の悪性症候群にpositron emmision tomography（PET）を行い，線条体，小脳，後頭葉の代謝の異常を認め，悪性症候群の病因にはドパミンのみならず，他の神経系の異常も関与していると報告している。

著者は，悪性症候群の3例において ^{123}I IMPを用いたsingle photon emission computed tomography（SPECT）を悪性症候群の病相期と改善後で行い[123]，その集積に基底核領域で左右差を認めた。

また，その後行った2例では，悪性症候群の病相期に頭頂部，側頭部の ^{123}I IMPの集積の左右差を認め改善後はその左右差は認められなかった[130]。以上の結果から悪性症候群では基底核領域に異常所見があり，さらにその異常は他の領域にも広がっていることが示唆された。Jaussら[74]は，1例の悪性症候群にその病相期から改善後にかけて ^{123}I-Iodobenzamide（^{123}I-IBZM）を用いたSPECTを行っている。^{123}I-IBZMはベンザミド系のリガンドでありドパミンD_2受容体のイメージングが可能である。その結果，悪性症候群の病相期では線条体のD_2受容体が抗精神病薬により完全に占拠されており，その占拠率は改善後徐々に減少した。彼らは，悪性症候群の改善後も持続する錐体外路症状はこの結果から説明できると述べている。

4. 悪性症候群の遺伝子研究

　悪性症候群は，悪性高熱症と違い明らかな遺伝性は認められない．しかし，悪性症候群の同胞例や家族例が少数ではあるが報告されており，悪性症候群の発現患者にはなんらかの遺伝的脆弱性（異常）があるとの想定のもと 1990 年後半より研究が行われてきた．

　悪性症候群の病因として，幾つもの状況証拠から脳内ドパミン機能低下が関与していることは明らかと考えられる．そこで，ドパミントランスポータの遺伝子多型に関する研究が行われている．Suzuki ら [165] は，15 例の悪性症候群の既往のある患者のドパミン D_2 受容体遺伝子の下流・非翻訳領域の Taq I の多型について調べている．この遺伝子は，A1 遺伝子保有者，すなわち A1/A1 あるいは A1/A2 の人ではドパミン D_2 受容体の密度の低下があると報告されているが，彼らの結果では患者群では A1 多型の頻度が有意に高いという結果であった．しかし，その後 Kishida, Kawanishi ら [87] は 36 例の悪性症候群の既往を有する患者について同様の検討を行い，対照群と比較して Taq I 多型には有意差は認めなかったと報告し，むしろプロモーター活性に影響を与えるといわれている －141C Inc/Del 多型に相関を認めたと報告している．

　また，Kawanishi らのグループ（Kato ら [80]）は，悪性症候群の既往を有する患者において，抗精神病薬の代謝に関与するチトクローム P450（CYP）2D6 遺伝子多型についても調べている．その結果では，53 例の患者において，*3, *4, *10 のいずれのアレルとの関連は見い出せなかった．しかし，対照群に比較して患者群では有意に *5 アレルが高かったと報告している．*5 アレルを有する患者は，CYP2D6 の活性が欠失しており，抗精神病薬の代謝が障害されることが予想される．

　一方，悪性高熱症の原因遺伝子であるリアノジン 1 受容体の遺伝子（RYR1）変異が，悪性高熱症と臨床症状が類似する悪性症候群にも認められるか興味ある点であった．

　Miyatake ら [105] は，悪性症候群 10 例の患者においてリアノジン 1 受容体の遺伝子（RYR1）変異のスクリーニングを行い，変異を持つ症例は見い出せなかった．

　最近，Dettling ら [43] は，悪性症候群の再発を示した 2 例の患者に関して，筋肉だけでなく脳内にも存在するリアノジン 3 受容体の遺伝子（RYR3）の変異を

調べている．悪性症候群では脳内に主要な責任部位があると考えられるので，悪性症候群でリアノジン3受容体の遺伝子異常が認められるか興味あるところだが，その結果ではイントロン領域には幾つかの多型が認められたが，エクソン領域には変異は見い出せなかったと述べている．

このように，悪性症候群の遺伝子研究として幾つかの興味ある所見があるものの，今後他施設でその再現性を確認することや，より大きなサンプリング数で解析を行う必要がある．

5. 悪性症候群の動物モデル

悪性高熱症が偶然ブタの動物モデルが発見され，そのモデルにもとづき悪性高熱症の病因の解明と治療法が発見されたことから，悪性症候群においても動物モデルの作成が何人かの研究者によって試みられている．まず山脇[191]は，すでに述べたように悪性症候群ではドパミン系の低下状態とセロトニン系の亢進状態が存在するというドパミン・セロトニン不均衡仮説を提唱し，それに従って悪性症候群の動物モデルを作成することを試みた．彼らは，ラットの体温調節中枢の存在する視索前視床下部（PO/AH）にセロトニンの遊離に関与するveratrineを微量注入し，あらかじめhaloperidolを前投与したラットの体温が上昇するため，それを悪性症候群の動物モデルとし，そのモデルを使用してdantroleneなどの治療薬の評価に用いた（加藤ら[79]，山脇ら[193]）．ドパミンは体温下降に，セロトニンは体温上昇に関与するという過去の動物実験のデータがその動物モデルの作成の基礎となっているが，視索前視床下部にveratrineを微量注入するという点は，ヒトの悪性症候群の発症状況からして操作的な点は否めない．小山ら[91]は，セロトニン神経系に異常を有するFawn-Hoodedラットにpargylineとtryptophanを投与すると，高体温，筋強直を呈して死亡することを見い出し，悪性症候群の動物モデルとして報告した．しかし，彼らの使用した薬剤はMAO阻害薬とセロトニン前駆物質であり，抗精神病薬でない．その当時，抗うつ薬によって悪性症候群と類似の病態を示すセロトニン症候群の概念が一般化していなかったことが理由と思われるが，現在の認識ではこのモデルはセロトニン症候群の動物モデルと思われる．Toruら[176]は悪性症候群ではド

パミン機能が低下することがその病因であると指摘したが，その現象を参考にし悪性症候群の動物モデルを作成している（竹内ら[168]）。すなわち，ラットに6-hydroxydopamineを投与しドパミン神経系を破壊し，それにL-dopaを投与し2週間後L-dopaを中断したところ，対照群に比較して有意に体温が上昇したと報告した。パーキンソン病患者における悪性症候群類似の病態発現の経過に忠実に従ったモデルであり興味深いが，その後継続研究はなされていない。

悪性症候群の病因仮説に関しては，1970年代より悪性症候群の臨床症状が麻酔科領域で認められる悪性高熱症と似ているため，悪性症候群の骨格筋異常仮説が提唱されてきた。悪性高熱症に関しては，ブタストレス症候群（porcine stress syndrome, PSS）が発見され，これに麻酔薬を吸引させるとヒトの悪性高熱症と同じく高熱を呈して死亡することから，PSSが悪性高熱症の動物モデルとして研究され，dantroleneの有効性の発見や骨格筋筋小胞体のCa遊離性Ca放出機構の中心となるリアノジン受容体異常の発見がなされた経緯がある（中野ら[114]）。Keckら[83]は，悪性高熱症の動物モデルであるPSSを使用し，PSSが悪性症候群の動物モデルにもなりうるか検討した。結果として，彼らはPSSに対してhaloperidolを投与したが悪性症候群の症状は認めることができず，PSSは悪性症候群の動物モデルとしては不適当であると述べている。

Paradaら[138]は，ラットのperifrontal lateral hypothalamusにsulpirideを微量注入すると対照群に比較して体温が有意に上昇することから，これが悪性症候群の動物モデルになり得ると報告している。しかし，これはドパミンD_2受容体が体温調節に関与することを示す結果であるが，悪性症候群の発症経過を踏まえていず，妥当な動物モデルとは言い難い。Taniiら[173]は，ウサギにhaloperidolとatropineを投与し35℃の環境に曝したとき，体温が基礎値の2.3℃上昇したと報告している。悪性症候群の発症に関しては，幾つかの要因が指摘されている。薬物側の要因としては，haloperidolを代表とするドパミンD_2受容体遮断作用の強い抗精神病薬で発症しやすいといわれている。

患者側の要因では，発症前に脱水，疲弊状態，脳器質疾患の合併などが多い。夏季や高温多湿な環境で発症しやすいともいわれている。Taniiらの動物モデルは，このうち環境因を考慮して作成したモデルといえる。悪性症候群の発症状況の1つを踏まえた点で評価されるが，多くの悪性症候群は高温多湿な環境で

発症するわけでない。また，彼らの結果をみると，atropine のみの投与で 35 ℃ の環境に曝された場合でも体温が上昇していることから，問題点がないわけではない。この Tanii らの報告以後，新たな悪性症候群の動物モデルに関する研究は報告されていない。これらの研究結果からは，悪性高熱症の PSS のような適切な動物モデルは悪性症候群においてはまだ見い出されていない。

II. セロトニン症候群

1. セロトニン症候群の歴史

　1970年代から1980年代にかけて，p-chloramphetamine, 8-hydroxy-2-(di-N-propylamino, tetralin (8-OH-DPAT), 5-methoxy-N, N-dimethyl-tryptamine (5-MeODMT), L-tryptophan, 5-hydroxytryptophanなど，さまざまなセロトニン (serotonin, 5-HT) 作動薬が動物に投与され5-HTの薬理作用が調べられた。この時，動物に resting tremor（振戦），hindlimb abduction（後肢外転位），straub tail（挙尾運動），head weaving（左右首振り運動），forepaw treading（前肢足踏運動），flat body posture（平らな姿勢），head shaking（頭部反転動作）などの特有の異常行動が観察され，この異常行動が "5-HT behavioral syndrome" と呼称された[215, 226, 274]。すなわち，セロトニン症候群は本来動物の行動薬理学領域で使用された用語である。しかし，1982年Inselら[223]はMAO阻害薬と抗うつ薬であるclomipramineの相互作用により不穏，ミオクローヌス，発熱，反射亢進などを示した2例をヒトのセロトニン症候群として報告した。これがヒトにセロトニン症候群という用語が使用された最初である。しかし，すでに1950年代にセロトニン症候群と考えられる症例が報告されている。1955年，Mitchell[246]はMAO阻害薬である抗結核薬のiproniazidとpethidineの併用中に高熱，不穏，興奮，振戦，反射亢進などを呈し，昏睡に陥り死亡した1例を報告している。1958年，PappとBenaim[258]はiproniazidとpethidineの併用中に，不穏・錯乱，興奮，クローヌス，振戦などを呈した症例を報告した。以後，1960年代，1970年代と類似の報告が散見されており[199, 254, 269]，これらの症例は現在のセロトニン症候群の概念に当てはまる。

　Inselらの報告以後セロトニン症候群の症例は散発的に報告されていたが，1991年にSternbach[271]が本症候群の総説を発表した。この時欧米では，SSRIが登場しその使用頻度が増加し，その結果セロトニン症候群の発症が急増する時期にあたる。そのため，彼の総説がきっかけとなりセロトニン症候群に対する

関心が高まり，その報告例は増加し現在に至っている。

わが国においては，1993年小島ら[233]が，地方会で「クロミプラミンとリチウムの併用中に5-HT症候群の出現，遷延化をみた1症例」を報告しているが，セロトニン症候群の概念が一般的になるまでにはいたっていない。1996年になり，「Clomipramine単一投与中のセロトニン症候群（佐々木ら[266]）」と「セロトニン症候群と考えられた2症例：悪性症候群との鑑別を中心に（西嶋ら[247]）」が精神医学雑誌に続けて掲載され，それ以降セロトニン症候群に対する関心が集まるようになった。

2. 副作用発現頻度

本症候群の発症率については，Isbisterら[224]は抗うつ薬の過量服用で入院となった患者群を調査し，sertraline, paroxetine, fluvoxamine, fluoxetine, citalopramそれぞれを単剤で過量服用しセロトニン症候群を呈した症例は469例中67例，すなわち14％であったと報告している。Ebertら[207]は，fluvoxamineを治療用量（50〜300 mg/日）使用している200人の入院患者の調査を行っているが，典型的なセロトニン症候群を示した症例は認められず，不眠・焦燥・錯乱などを示した症例は3例（1.5％）のみであったと報告している。Mackayら[238]は臨床医にアンケート調査を行い，nefazodoneで治療されている11,834人のうちSternbach[271]の示すセロトニン症候群の10症状（診断基準の項で詳述）のうち2症状以上を認めた症例は53例（0.4％）であったと述べている。これらの結果からわかることは，抗うつ薬の過量投与ではセロトニン症候群の発現頻度が高くなるが，抗うつ薬を常用量投与された場合はセロトニン症候群の発現の頻度はかなり低いということである。実際の臨床では，種類の異なる抗うつ薬の併用が行われたり，MAO阻害薬が他の抗うつ薬に併用された場合はセロトニン症候群が起きやすくなるなど，さまざまな場合がある。その正確な発現頻度は，以上の点を踏まえて，大規模，前向きの調査を行う必要がある。

3. 死亡率

　Mills[244]は，その数値の基礎となるデータを示していないがその論文の中でセロトニン症候群の死亡率は11％と報告している。Hilton[219]は，1955年から1996年までに報告された226例中35例（15.5％）の死亡例を認めたと報告している。一方，Masonら[241]は，1995年から1998年の間に報告された41例のセロトニン症候群に関して，1例（2.4％）の死亡例が認められただけであったと述べている。

　MillsとHiltonが対照とした症例は，まだセロトニン症候群が広く認識されていない時のものが含まれている。また，セロトニン症候群はMAO阻害薬が併用された場合重篤化しやすいが，彼らの取り上げた症例にはMAO阻害薬の併用例が多い。

　Masonらの報告はセロトニン症候群の認識が広まった後，報告された症例に基づいており，またMAO阻害薬の併用例も少ない。こうした点が，各研究者の死亡率の結果に現れていると考えられる。まだ，大規模な調査がないため明らかなことはいえないが，セロトニン症候群の死亡率は，調査の対象，調査年度などで変わってくると思われる。少なくとも，常用量のセロトニン作動薬の服用中に発症した例では，Masonらの報告している2.4％かそれ以下の死亡率でないかと推測される。

4. セロトニン症候群を発現させる薬剤

　表19に本症候群の原因薬剤として報告された薬剤の主要なものを挙げてある。セロトニン神経系を活性化させる薬剤はすべて原因薬剤となる。特に，SSRIがその原因薬剤として注目されてきたが，わが国ではfluvoxamine，sertraline，paroxetineの3種類が使用されている。

　三環系抗うつ薬は，セロトニン再取り込み阻害だけでなくノルアドレナリンの再取り込み阻害も有するが，表20にみられるようにclomipramineはSSRIに匹敵するぐらいセロトニンの再取り込み阻害作用が強い。また，imipramine，amitriptylineなども比較的セロトニンの再取り込み阻害作用が強い。Trazodoneなどの非三環，四環系抗うつ薬やセロトニン・ノルアドレナリン再取り込み阻害薬

表19：セロトニン症候群の原因薬剤

1. 抗うつ薬
   SSRI
   　paroxetine, fluvoxamine, sertraline, fluoxetine, citalopram, escitalopram
   SNRI
   　milnacipran, venlafaxine, duroxetine, sibutramine
   三環系抗うつ薬
   　clomipramine, imipramine, amitriptyline, nortriptyline,
   非四環系抗うつ薬
   　trazodone
   その他
   　mirtazapine
2. MAO阻害薬
   　phenelzine, tranylcypromine, moclobemide, selegiline, linezolid
3. 麻薬鎮痛薬
   　pethidine, tramadol, fentanyl
4. セロトニン遊離薬剤
   　3,4-methylenedioxymethamphetamine（MDMA；ecstasy）
5. その他
   　lithium, tandospirone, sumatriptan, dextromethorphan, St. John's wort

（serotonin noradrenaline reuptake inhibitor, SNRI）も，セロトニン症候群の原因薬剤として報告されている。一般に，単剤よりは多剤投与時の時の発現が圧倒的に多い。また，通常用量の服用でも発症するが重篤になるケースは少ない。

欧米では，tranylcypromine, moclobemideなどのMAO阻害薬が使用されており，これらのMAO阻害薬とSSRIや三環系抗うつ薬との併用によるセロトニン症候群では重篤で遷延する例が多い。わが国では，抗うつ薬としてのMAO阻害薬は臨床では認可されていないが，抗パーキンソン病薬のselegilineはMAO-B阻害薬であり，難治性のうつ病に使用されることもあるため，本剤とSSRIや三環系抗うつ薬との併用は避けるべきである。炭酸リチウムが，双極性障害や難治性うつ病に抗うつ薬と併用されることがあるが，炭酸リチウムはセロトニン機能を増強させる作用を有し，炭酸リチウムと抗うつ薬の併用時にセロトニン症候群が発症した報告は多数存在する。

欧米で使用されている5-HT1A受容体作動薬である抗不安薬にbuspironeがあ

表20：主な抗うつ薬のモノアミン再取り込み阻害作用と受容体阻害作用（神庭, 2007）[230]

抗うつ薬	NA	5-HT	α1	H1	mAch	5-HT2	D2
フルボキサミン	500	5.9	>1000	>1000	>1000	>1000	—
パロキセチン	33	0.73	>1000	>1000	108	>1000	>1000
セルトラリン	220	3.4	260	380	630	>1000	>1000
ミルナシプラン	30	29	>1000	>1000	>1000	>1000	>1000
イミプラミン	13	42	90	11	90	80	>1000
アミトリプチリン	24	66	27	1.1	18	29	1000
クロミプラミン	28	5.4	38	31	37	27	190
アモキサピン	4.4	470	50	25	1000	0.6	160
ノリトリプチリン	4	260	60	10	150	44	>1000
マプロチリン	7.4	3300	90	2	570	120	350
トラゾドン	5000	190	36	350	>1000	7	>1000
ミアンセリン	42	2300	34	0.4	820	7	>1000
ミルタザピン	4600	>10000	500	0.14	667	13	>1000
Fluoxetine	280	12	>1000	>1000	>1000	210	>1000
Escitalopram	2500	2.1	>1000	>1000	1240	>1000	—
Duloxetine	16	4.6	>1000	>1000	>1000	>1000	>1000
Venlafaxine	210	39	>1000	>1000	>1000	>1000	>1000

（カタカナで記載されている薬物はわが国で使用可能）

り，セロトニン症候群の原因薬物になりうるが[240]，わが国では類似の薬物にtandospironeがあり本剤が関与したセロトニン症候群の症例が報告されている[272]。5-HT1B/1D受容体作動薬で偏頭痛の治療薬であるトリプタン製剤（sumatriptanなど）は，単独でセロトニン症候群を起こしたという報告はない。トリプタン製剤が，SSRIやSNRIと併用されている時にセロトニン症候群が発症したという報告が認められる[210]が，それに懐疑的な意見[279]もある。Pethidine, pentazocine, tramadolなどの鎮痛薬や鎮咳剤であるdextromethorphanとSSRIやMAO阻害薬の併用時にセロトニン症候群が発現した例もある[213]。その他，サプリメントとして使用されるSt. John's wortはセロトニン活性を亢進するので，その服用を知らないで抗うつ薬が投与された場合は本症候群の発現の可能性がある[205]。また，違法性麻薬に指定されている3,4-methylenedioxymethamphetamine（MDMA, ecstasy）は，神経終末からのモノアミン特に5-HTの遊離を増

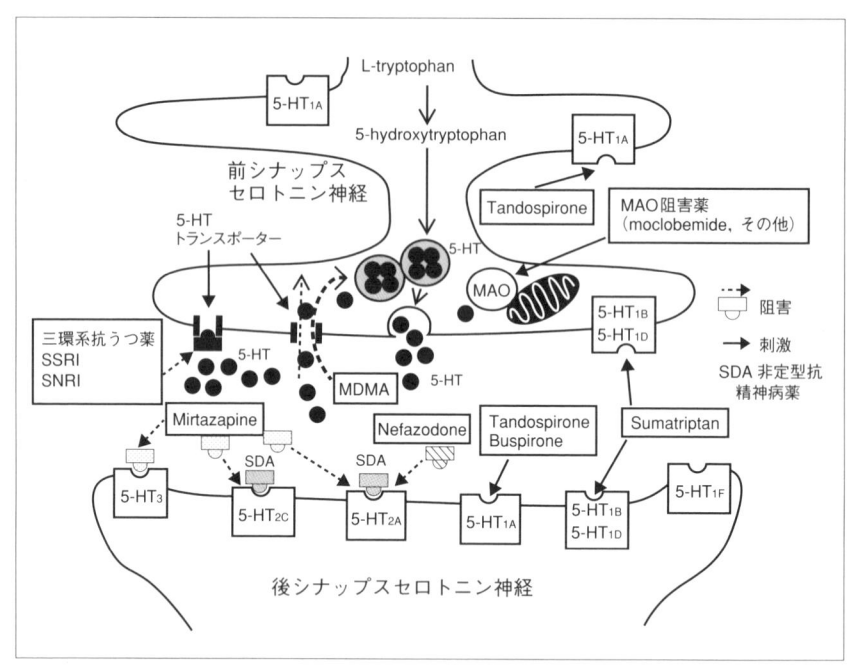

図13：セロトニン神経系に作用する各薬剤の模式図

強させる作用を有することからセロトニン症候群の原因薬剤になりうる[268]。最近 MRSA 感染症に使用される linezolid と SSRI との併用でセロトニン症候群が発現したという報告が増えている[200, 221, 237]。Linezolid は MAO 阻害薬の作用を有するためと考えられる。肥満症治療薬として海外で使用されるようになり，わが国では治験中（2009年現在）の SNRI に属する sibutramine でセロトニン症候群が発現したと報告されている[203]。図 13 にセロトニン作動薬がセロトニン神経のどの部位に作用するか，大まかな模式図を示した。

5. 発症危険因子

すでに述べたように悪性症候群では，幾つかの発症の危険因子が指摘されている。一方，セロトニン症候群では MDMA が原因となるセロトニン症候群では高温環境がその発症に関与するといわれている[259]。しかし，他の原因薬剤に

よるセロトニン症候群においては個体側の要因について明らかことはわかっていない。ただし，セロトニン症候群では抗うつ薬が大量投与され中枢のセロトニン活性が亢進した場合セロトニン症候群の発現の危険性が高まるため，たとえば paroxetine などの代謝にかかわる CYP2D6 遺伝子に多型を認める，すなわち poor metabolizer においては，paroxetine の代謝が十分になされず，血中 paroxetine の血中濃度が上昇しセロトニン症候群の発現が高まる可能性がある。少数例ではあるが，CYP2D6 遺伝子に多型を認めた症例でセロトニン症候群を発現したことが報告されている[263,267]。それに対して，Murphy ら[330] は paroxetine の副作用は CYP2D6 の遺伝子多型よりは 5-HT$_{2A}$ 受容体の遺伝子多型の方がその関連性があると報告している。この報告と関係して，Lattanzi ら[331] が 5-HT$_{2A}$ 受容体に遺伝子多型を認めたセロトニン症候群の1例を報告している。一方，肝硬変のある患者に異なる SSRI を投与してそのつどセロトニン症候群が発現した症例が報告されている[273] ので，重篤な肝機能障害の患者にセロトニン作動薬を投与する場合は注意が必要かもしれない。また，身体疾患を合併している患者に抗うつ薬が投与されセロトニン症候群が発現したことから，本症候群にも悪性症候群と同様に何らかの身体的脆弱性が存在すると指摘する報告例も認められる[265,280]。悪性症候群と同様に，精神発達遅滞患者はセロトニン症候群になりやすいとの報告もある[198]。このように，セロトニン症候群の発症に関しては幾つかの危険因子が指摘されているものの，症例数が少なく，さらに症例を集積する必要がある。

6. 臨床症状

セロトニン症候群の臨床症状は多彩で，Mills[245] は過去に報告された127例の分析から34症状をとり挙げている（**表21**）が，大きくは神経・筋症状（腱反射亢進，ミオクローヌス，筋強剛など），自律神経症状（発熱，頻脈，発汗，振戦，下痢，皮膚の紅潮），精神症状の変化（不安，焦燥，錯乱，軽躁）である。

本症候群は軽症例から重症例まであり，軽症例では頻脈，発汗，散瞳，間歇的な振戦・ミオクローヌス，精神症状の変化などがみられ，発熱はないか軽度である。中等度以上の症例になると，腱反射亢進，持続的なミオクローヌス・

表21：セロトニン症候群127例の臨床症状の発現頻度（Mills, 1997）

認知・行動症状			自律神経症状			神経筋症状	
精神錯乱・失見当識	54%		高熱	46%		ミオクローヌス	57%
焦燥	35%		発汗	46%		反射亢進	55%
昏睡・無反応	28%		頻脈	41%		筋強剛	49%
不安	16%		高血圧	33%		振戦	49%
軽躁	15%		頻呼吸	28%		過活動・焦燥	43%
もうろう・傾眠	15%		瞳孔散大	26%		失調・協調運動障害	38%
けいれん	14%		瞳孔無反応	18%		悪寒	25%
不眠	10%		紅潮	14%		眼振	13%
幻覚	6%		低血圧	14%		バビンスキー反射	14%
めまい	6%		下痢	12%		歯闘	6%
			腹部けいれん	5%		後弓反張	6%
			流涎	5%		咬痙	6%

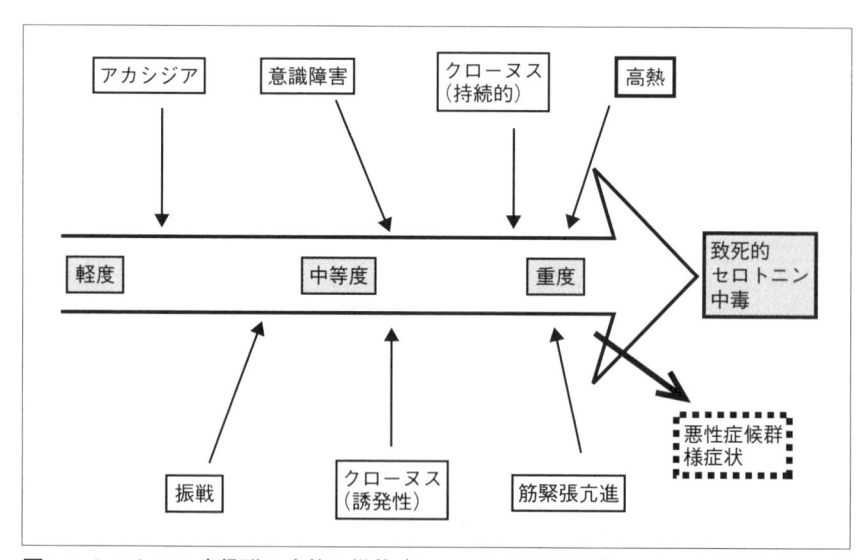

図14：セロトニン症候群の症状の推移（Boyer, 2005を改変）

振戦に筋強剛が加わり，発熱も 40 ℃近くになる．その軽症から重症にいたる症状の変遷を示したものが図14である[202]．予後を左右するのは体温上昇であり，

40℃以上の高熱が持続する場合は，横紋筋融解症，腎不全，DICなどを併発し死亡する場合もある。

7. 臨床検査所見

これも悪性症候群との比較になるが，悪性症候群では疾患特異的はないものの血清CK値の上昇や白血球増加が高頻度で認められる。しかし，セロトニン症候群ではこれらの検査の異常を示す頻度は低い。Millsの127例の調査では，血清CK値の上昇を認めたのは全体の18％，白血球増加は全体の13％であった。Mannら[239]の1991年以降報告された168例の調査では，血清CK値の上昇を認めた例は全体の26.8％，白血球増加を認めたのは全体の8.3％であった。悪性症候群の調査の結果に比較するとかなり低い値であり，セロトニン症候群に特徴的な検査所見はないものと考えられる。

8. セロトニン症候群の診断基準

最初に提案されたセロトニン症候群の診断基準はSternbach[271]のものである（表22）。彼は，過去に報告された38例のセロトニン症候群の症状を分析し，本症候群に特徴的な10症状を取り上げ，そのうち3症状以上を認めた場合はセロトニン症候群の可能性が高いと述べている。

診断基準としては，最初に提案されたこと，使いやすいことから，世界的に広く用いられている。しかし，Millsの127例の症状出現頻度をみると，ミオクローヌスは57％，反射亢進は55％であるのに対して，下痢は12％，悪寒は25％であり，すなわち10症状のうちセロトニン症候群に特異的な症状とそれほど特異的でない症状が混在しており，診断基準としては特異性が低い。Rudomskiら[262]の診断基準は，Sternbachが参照した38例に，その後報告された症例を加えて，主症状と副症状にわけて，より厳格な診断基準になっている（表23）。ただし，この診断基準に従うと軽症の症例は見落とされる可能性はある。Hegerlら[217]の診断基準（表24）は，9症状を点数化し，最高点は27点で，7点以上でセロトニン症候群と診断するものである。重症度の判定に有用であ

表22：Sternbach のセロトニン症候群の診断基準

A. セロトニン作動薬の追加投与や投薬の増加と一致して次の症状の少なくとも3つを認める
   1) 精神症状の変化 (錯乱、軽躁状態), 2) 興奮, 3) ミオクローヌス, 4) 反射亢進, 5) 発汗, 6) 悪寒, 7) 振戦, 8) 下痢, 9) 協調運動障害, 10) 発熱
B. 他の疾患 (たとえば感染、代謝疾患、物質乱用やその離脱) が否定されること
C. 上に挙げた臨床症状の出現前に抗精神病薬が投与されたりその用量が増量されていないこと

表23：Rudomski らのセロトニン症候群の診断基準

1. セロトニン作動薬を治療に使用 (あるいは増量) していることに加えて、下記の少なくとも4つの主症状、あるいは3つの主症状と2つの副症状を有していること
   精神 (認知、行動) 症状
     主症状：意識障害、気分高揚、昏睡または半昏睡
     副症状：情動不安、不眠
   神経学的症状
     主症状：ミオクローヌス、振戦、悪寒、筋強剛、神経反射亢進
     副症状：協調運動障害、散瞳、アカシジア
   自律神経症状
     主症状：発熱、発汗
     副症状：頻脈、頻呼吸と呼吸困難、下痢、低血圧または高血圧
2. これらの症状は、患者がセロトニン作動薬を服用する前に発症した精神疾患あるいはその悪化に該当するものでない
3. 感染、代謝、内分泌、あるいは中毒因は除外される
4. 発症前に抗精神病薬が投与されていないこと、または増量されていないこと

表24：Hegerl らのセロトニン症候群の診断基準 (鎌田ら訳)

1. 焦燥
   0. なし
   1. 軽度：断続的
   2. 中等度：ソワソワするが静座可能
   3. 重度：持続的。長時間の静座はほとんど不可能。いつも落ち着かないと感じている。
2. 見当識障害
   時、場所、人および状況に関する見当識。最も重篤な症状に重点をおいて評価する事。時、場所、人および状況の中、2つ以上にわたり明らかな障害があれば、重度 (3) と評価する。

    0. なし
    1. 軽度
    2. 中等度
    3. 重度
3. ミオクローヌス（突然生ずる筋肉のピクッとした収縮。「睡眠中におこる収縮」は評価しない）
    0. なし
    1. 軽度：数回ほど、短時間出現。
    2. 中等度：繰り返し出現。観察可能。
    3. 重度：持続的に観察される。
4. 腱反射亢進
    0. なし
    1. 軽度：腱反射亢進はあるが、反射誘発領域に変化なし。
    2. 中等度：反射誘発領域の拡大を伴った腱反射亢進、一過性のクローヌスを伴う。
    3. 重度：反射誘発領域の拡大を伴った腱反射亢進、持続性のクローヌスを伴う。
5. 振戦
    0. なし
    1. 軽度：軽微な振戦。機能は障害されていない。
    2. 中等度：粗大な振戦。機能（コップをもつ、字を書く、など）は中等度に障害されている。
    3. 重度：重度の振戦。機能（コップをもつ、字を書く、など）は高度に障害されている。
6. 眩暈（自覚症状）
    0. なし
    1. 軽度：軽度で断続的。
    2. 中等度：かなりの間感じる眩暈。機能（動く、立ち上がる）は障害されていない。
    3. 重度：いつでも感じている眩暈。機能（動く、立ち上がる）に障害が及んでいる。
7. 発熱
    0. なし（＜37℃）
    1. 軽度：37℃－37.9℃
    2. 中等度：38℃－38.9℃
    3. 重度：≧39℃
8. 発汗（通常の気温で安静時）
    0. なし
    1. 軽度：発汗増加の自覚
    2. 中等度：湿った皮膚。発汗が観察される。
    3. 重度：衣服や寝具を湿らせるほどの発汗。
9. 下痢
    0. なし
    1. 軽度：粘土の低下した便。回数は普段と同じ。
    2. 中等度：液状便、あるいは粘度の低下した便。回数は、1～3回/日。
    3. 重度：液状便。回数は、≧4回/日。

（合計点7点以上でセロトニン症候群）

るが，使用する上で煩雑な点がある。本診断基準は，兼田ら[231]により日本語訳が発表されている。一方，Isbisterら[225]は，冒頭で述べたようにセロトニン症候群という用語は動物の5-HT behavioral syndromeから引用されたが，動物に認められた異常行動とヒトで認められた臨床症状が一致していないこと，セロトニン症候群は中毒性の要素が強いことから，セロトニン症候群よりは"serotonin toxicity"という用語が適切と述べ，その診断基準を提案している（図15）。この診断基準に該当する症例は，セロトニン症候群としてはかなり重症の部類に入ると思われる。この診断基準では，クローヌス，反射亢進，振戦，発熱をセロトニン症候群に特異性のある症状として取り上げている。したがって，中等度から重症例ではserotonin toxicityと診断できるが，精神症状の変化，悪寒，下痢などを示す軽症例では診断できないことになる。

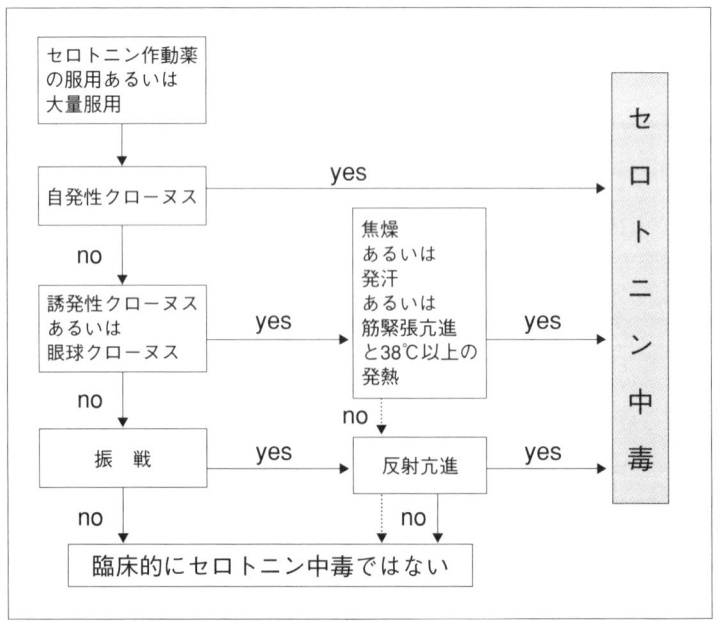

図15：Hunter Serotonin Toxicity Criteria（Isbister，2005）

9. 症例提示

次に著者の経験したセロトニン症候群の2例を提示する。

1）典型例[247]（図16）

患者は43歳の男性で，29歳の時うつ病に罹患し治療を受けるようになった。39歳の時うつ病の増悪のため大学病院に1回目の入院をしている。今回は，X年3月になりうつ病が悪化した。精神運動抑制が目立ち，家でほとんど臥床するようになった。3月18日，希死念慮が強まったためこれまで投与されていたamoxapine 50 mg，cloxazolam 2 mgからamitryptyline 75 mg，cloxazolam 6 mgに投薬が変更になった。また，外来にてclomipramine 25 mgの点滴静注が開始された。3月19日も外来にてclomipramine 25 mgの点滴が行われたが，抑うつ状態は改善せずむしろ不安緊張の強い状態となった。そのため3月20日大学病

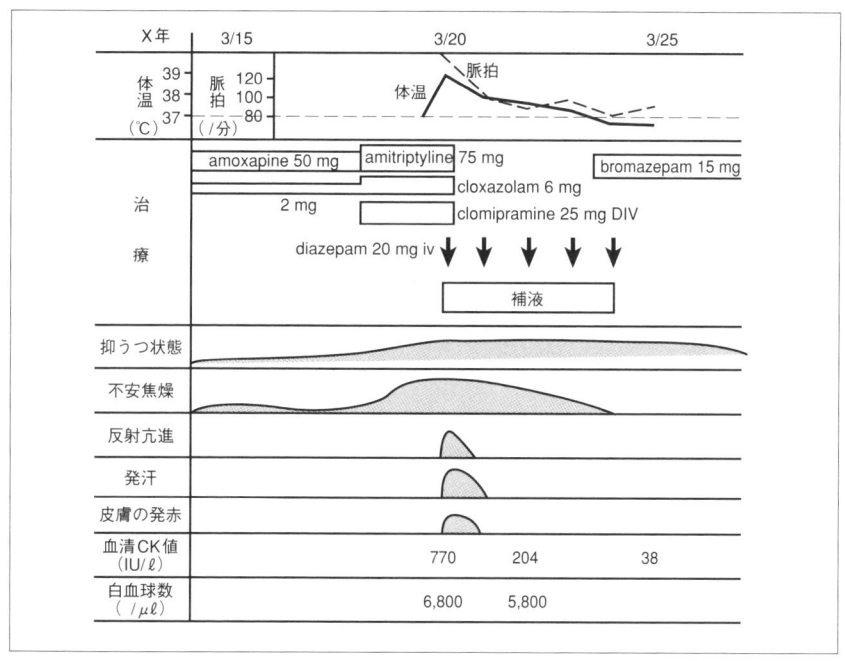

図16：臨床経過

院に2回目の入院となった。入院時患者は緊張の強い状態で、ベッドに横になり開眼しずっと天井を見ていた。呼名に反応せず、体全体に力を入れていた。ただちにclomipramine 25 mgの点滴静注が行われたが、30分ほど経過したとき不安・焦燥が強くなり、38.7℃の発熱を認め、脈拍は130/分であった。頸部や手背に発赤が出現したり消えたりする現象が観察された。また、発汗が認められ、神経反射は亢進していた。すぐ、clomipramineの点滴静注は中止され、diazepam 20 mgの静注により体の硬直は軽減し、不安・焦燥は軽減した。血液検査では、白血球数6,800/$\mu\ell$、CK 770 IU/ℓ、GOT 46 IU/ℓ、GPT 34 IU/ℓ、LDH 512 IU/ℓ、CRP 0.5 mg/dℓであった。筋強剛は認めなかったが、悪性症候群が疑われ、抗うつ薬の経口投与も中止され補液が開始された。当日の夕方に体温は37.2℃に下降した。翌日体温は37.6℃であったが、全身に力を入れることはなくなっていた。体温は3月23日には36℃台になり、血清CK値は3月22日は204 IU/ℓ、3月25日には38 IU/ℓと急速に正常化した。精神状態は、3月22日に不安焦燥は軽減し、3月23日には抑うつ気分は認めたがコンタクトは十分に取れるようになった。

[症例の解説]

本症例はclomipramineの点滴静注2日目より不安・緊張が強まり入院となった。3日目も、不安・緊張の増悪をうつ病の悪化と考えclomipramineの点滴を開始したところ、38℃台の発熱、130/分の頻脈、頸部や手背に発赤、発汗、神経反射亢進を認めた。そこで、ただちにclomipramineの点滴は中止し、不安・緊張に対してはdiazepamの静注を行い、補液を続けたところ2日目に体温は36℃台になった。セロトニン症候群の診断基準を満たしており、経過も原因薬剤の中止とdiazepamの投与で2日で改善しており、セロトニン症候群としては典型的な経過を示した症例と考えられる。

2) 遷延例[247] (図17)

患者は59歳の躁うつ病の男性である。38歳頃発症し治療を受け始めた。X-1年5月、大学病院で治療を受けるようになった。同年9月10日、自殺企図で当科に第1回目の入院となり、同年12月9日改善し退院となった。X年4月中旬、家族から見てぼんやりして疲れやすい様子で、「目がトロンとしていた」と述べ

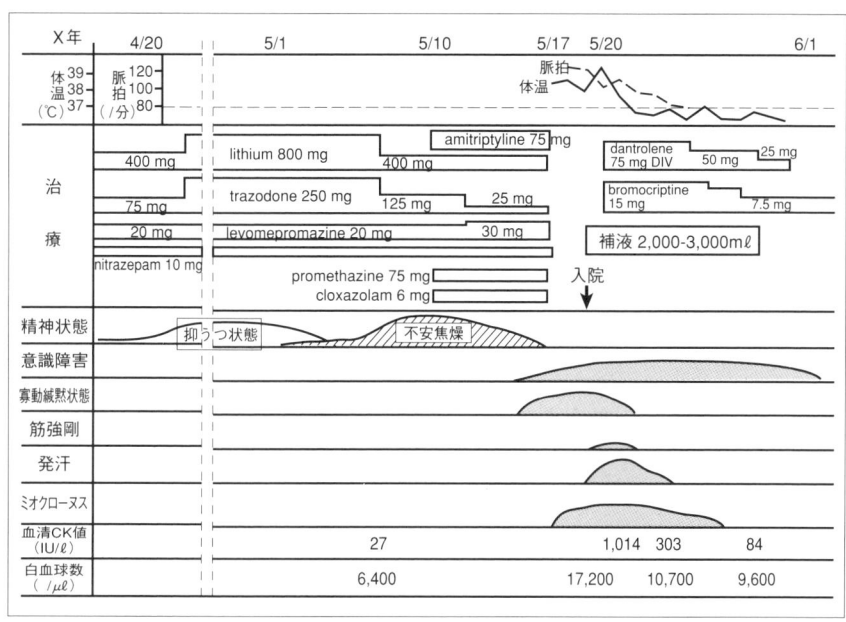

図17：臨床経過

られた．これまで 20 年来の春先のうつ病のエピソードの時は，考え込むことはあったが，「トロン」としたり疲れやすいことはなかった．またこの頃からそれまで正しく服用していた倍量投与の薬物を倍量のまま服用し始めた（服用量は炭酸リチウム 800 mg, trazodone 200 mg, nitrazepam 10 mg, levomepromazine 40 mg）．5 月 6 日，急にせん妄ようの異常言動が出現した．こたつぶとんの下を覗いて「テレビを見る」と言い出したり，トイレの鍵を閉めて出られなくなったり，テーブルの上に上がり降りられなくなったり，徘徊が出現した．意思の疎通は十分可能で，「正気なことも言っていた」という．5 月 7 日，家族に伴われて急患室を受診した．「体の置き場所がない」といって焦燥感の強い様子で徘徊し，アカシジアが疑われて promethazine が処方された．しかし，改善せず 5 月 10 日再度急患室を受診した．うつ病による不安・焦燥が疑われて trazodone の代わりに amitryptyline 75 mg が処方（炭酸リチウム 400 mg, cloxazolam 6 mg, promethazine 75 mg 併用）されたが，服用すると動けなくなったため中止した．この頃から咳嗽が出現した．5 月 17 日から 39 ℃の発熱が認められ，動

けず発語もなくなり食事もせず，服薬も一切せず寡動緘黙状態になり，5月19日入院となった。体動が激しいため拘束された。感冒様症状と白血球数17,200/$\mu\ell$，CRP 4.29，PaO$_2$ 58.1であった。また5月20日には上下肢の筋強剛，発汗を認め，血清CK値は 1,166 IU/ℓ であった。意識レベルはJCSでⅡ-10～20であった。頭部CTで異常所見は認めなかった。悪性症候群が疑われてdantrolene 75 mgが開始された。5月22日，発熱，筋強剛は改善したが両眼球が上転し，左第一指にミオクローヌスと思われる不随意運動を認めた。そのため，神経変性疾患を疑われて5月25日神経内科に転科となったが，諸検査の結果神経変性疾患は否定された。悪性症候群と診断され，補液の投与，dantroleneとbromocriptineの投与が続けられたところ，意識レベルはほぼ清明となり，5月30日精神科に転科となった。

[症例の解説]

　セロトニン症候群の症状の1つとして精神症状の変化があるが，身体症状が目立たない場合，本症例のようにすぐに診断できないこともある。本症例は1994年に経験された。この時期，わが国ではまだセロトニン症候群の概念が一般に普及していず，すぐ診断できなかったのは当直医がセロトニン症候群の概念を知らなかったことが原因と考えられる。しかし，セロトニン症候群の概念が普及し始めた1990年後半においても，セロトニン症候群の精神症状はその基礎疾患の悪化と間違えられやすいと指摘されている[332]。また，Attar-Herzbergら[197]は7例のセロトニン症候群を調査し，5例は最初精神症状の悪化ととらえられていたと報告している。このように，セロトニン症候群では発症初期の身体症状の目立たない段階では，精神症状の変化を精神疾患の悪化と判断する危険がある。本症例に関しては，その後発熱，ミオクローヌス，発汗，頻脈，反射亢進などを示し，典型的なセロトニン症候群であることがわかったが，発症から改善まで約20日経過しており，セロトニン症候群としては遷延例に該当する。

10. 悪性症候群との鑑別 (表25)

　本症候群の鑑別疾患として挙げられるものには，甲状腺クリーゼ，脳炎，抗コリン薬中毒，抗うつ薬の離脱症候群，などがあるが，最も問題となるのは悪

表25：悪性症候群とセロトニン症候群の鑑別（Mills, 1997）

	悪性症候群	セロトニン症候群
原因薬物	ドパミン拮抗薬 ドパミン作動薬の中断	セロトニン作動薬
症状の発現	数日から数週間	数分から数時間
症状の改善	平均9日	70％以上は24時間以内
発熱（38℃以上）	90％以上	46％
意識状態の変化	90％以上	54％
自律神経症状	90％以上	50〜90％
筋強剛	90％以上	49％
白血球増加	90％以上	13％
CK値上昇	90％以上	18％
腱反射亢進	まれ	55％
ミオクローヌス	まれ	57％

性症候群との鑑別である。最近よく引用されるCaroffら[26]の悪性症候群の診断基準とSternbachのセロトニン症候群の診断基準を比較すると，重複が認められる臨床症状がある。一般に，セロトニン症候群に特徴的なのは不安・焦燥・興奮などの精神症状である。頻脈，発汗，血圧変動などの自律神経症状は両症候群に共通して認めるが，筋強剛などの錐体外路症状は悪性症候群に頻度が高い。セロトニン症候群に特徴的なのはミオクローヌスと反射亢進であり，悪性症候群ではその出現頻度は低い。血液検査では，血清CK値の上昇と白血球の増加は悪性症候群でその頻度が高い。しかし，セロトニン症候群が重症化するにしたがい鑑別が困難となってくる。この場合は，セロトニン症候群に特徴的なミオクローヌスが認められるか，原因薬剤が抗うつ薬か抗精神病薬か，といった点から判断しなければならない。

11. 治療方法

セロトニン症候群の治療の基本は，原因薬剤の中止と補液や体温冷却などの保存的な治療である。セロトニン症候群は一般に予後は良く，約70％の症例は発症24時間以内に改善するといわれている。しかし，高熱，呼吸不全，腎不全，

DICなどを呈し死亡に至る症例も存在する。その場合は合併症に対する治療が必要になってくる。重症例に対しては，薬物治療が試みられている。最も報告の多いのは，非特異的5-HT受容体遮断薬であるcyproheptadineである[216, 243]。本剤は抗アレルギー薬としてわが国で使用することができる。欧米では，1日12〜32 mgまでの使用が報告されている[202]。Cyproheptadineと同様に非特異的5-HT受容体遮断薬にmethysergideがあり，欧米の論文では取り上げられているが，cyproheptadineほどの有効例の報告はなく，またわが国では使用できない。

β-blockerであるpropranololは5-HT1A受容体の遮断作用も有しセロトニン症候群に有効との報告もあるが，その数は少なく確立された見解には至っていない。Gillman[212]は，抗精神病薬であるchlorpromazineがセロトニン症候群に有効であると報告しているが，chlorpromazineは比較的強い5-HT2A受容体遮断作用を有する[227]ためかもしれないが，やはり報告例が少ない。

セロトニン症候群で認められるミオクローヌスや不安焦燥に対しては，ベンゾジアゼピン系薬剤が使用され有効と報告されている[209]。悪性症候群の治療薬として認可されているdantroleneがセロトニン症候群にも有効との報告[229, 277]もあるが，それを否定する報告[228, 234, 236]もあり，後者の報告のほうが多い。ただし，dantroleneがセロトニン症候群を悪化させることはないため，悪性症候群かセロトニン症候群か鑑別の困難な症例に対しては使用する意義はあるものと思われる[232]。悪性症候群に有効なドパミン作動薬については，有効との報告はなく，かえってセロトニン症候群を悪化させたという報告がある[264]。また，ドパミン作動薬が脳内のセロトニン濃度を上昇させるという動物実験の報告[270]もあり，こうした結果からセロトニン症候群にドパミン作動薬は投与する利点はないと考えられる。

なお，1例のセロトニン症候群において5-HT2A受容体遮断薬であるritanserinの経口投与が有効であったとの報告がある[235]。後に述べるが，著者の基礎研究において5-HT2A受容体遮断薬はセロトニン症候群の致死的動物モデルに対して有効性を示したが，わが国ではritanserinは臨床では使用できない。また，5-HT2と5-HT3受容体の遮断作用を有するmirtazapineがセロトニン症候群に有効との報告もあるが[220]，mirtazapineは抗うつ薬でありセロトニン症候群の原因薬

物になるとの報告もあり[218]，セロトニン症候群の治療薬として使用することは勧められない。

＜症例 2 ＞ cyproheptadine と clonazepam により改善した例[250]
（図18）

患者は 62 歳の男性。32 歳頃うつ病に罹患するが，数ヵ月で改善し，長くうつ病の再発はみられなかった。X−3 年 1 月，患者 59 歳の時，うつ病が再発し A 病院に通院するようになった。治療中，軽躁状態になったが抗うつ薬の減量で改善した。

X−2 年 7 月，バイクを運転中転倒し整形外科にかかるようになったが，その後よりうつ状態が悪化し，同年 9 月に A 病院に入院し X 年 2 月に退院した。以後，外来に規則的に通院していた。この時の投薬は，imipramine 100 mg，炭酸

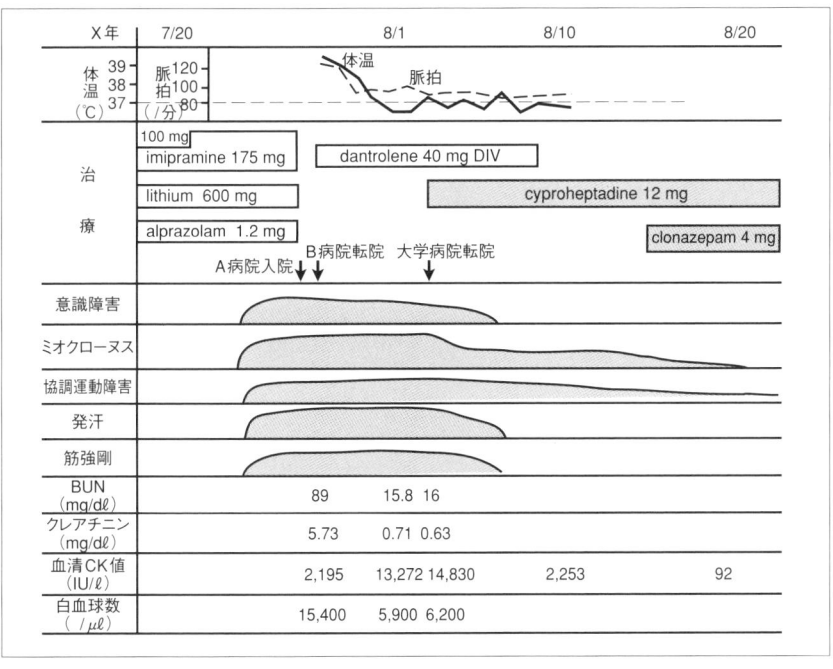

図18：臨床経過

リチウム 600 mg，alprozolam 1.2 mg，flunitrazepam 4 mg であった．X 年 7 月に入り患者のうつ状態が悪化し，食事摂取が減少した．7 月 21 日外来を受診した際，imipramine は 175 mg に増量された．患者は単身生活のため，近くに住む兄弟が時々様子を見に行っていたが，7 月 24 日訪問したところ，患者は自分で起立歩行ができなかった．食事摂取も困難であり，体熱感も伴っていた．そのため，7 月 27 日 A 病院に入院となった．しかし，身体状態がきわめて悪く，7 月 28 日 B 総合病院の内科に転院となった．B 病院入院時，体温 39.8℃，脈拍 120/分，収縮期血圧 70 mmHg であり，意識障害を認めた．血液検査では，白血球数 15,400/$\mu\ell$，赤血球数 496 万/$\mu\ell$，CK 2,195 IU/ℓ，GOT 114 IU/ℓ，GPT 52 IU/ℓ であり，BUN 89 mg/dℓ，クレアチニン 5.73 mg/dℓ と急性腎不全の状態であった．1 日 3,000 mℓ の輸液，ドパミンの投与が行われた．その結果，急性腎不全は改善した．一方，筋強剛，著明な発汗，上下肢の「微細な振戦」を認めたため，悪性症候群の診断のもとに dantrolene 40 mg の点滴静注も開始された．しかし，意識障害，上下肢の「微細な振戦」に改善が認められないため，8 月 3 日大学病院精神科に転院となった．転院時，体温 37.3℃，脈拍 90/分であり，意識レベルは JCS で I-3 であった．上下肢，顔輪筋，口輪筋に著明なミオクローヌスを認め，B 病院で振戦ととらえられていた症状はミオクローヌスと考えられた．また，上半身に著明な発汗を観察し，上肢に中程度の振戦と筋強剛も認めた．協調運動障害もあり，自力での歩行は不可能であった．血液検査では，BUN 15.8 mg/dℓ，クレアチニン 0.71 mg/dℓ，白血球数 6,200/$\mu\ell$，赤血球数 408 万/$\mu\ell$，CK 14,830 IU/ℓ，GOT 346 IU/ℓ，GPT 61 IU/ℓ であり，血清リチウム濃度は感度以下であった．発熱，筋強剛，著明な発汗，血清 CK 値の上昇などから B 総合病院内科では悪性症候群と診断されたが，imipramine の増量の後より上記臨床症状が出現していること，著明なミオクローヌス，協調運動障害を認めたことからセロトニン症候群と診断し，cyproheptadine 12 mg の投与を開始した．8 月 8 日頃には筋強剛，発汗は消失した．Cyproheptadine の投与後，著明なミオクローヌスは軽減したが，なお間歇的にミオクローヌスが観察された．そのため，8 月 15 日より clonazepam 4 mg を追加したところ，8 月 18 日にミオクローヌスは完全に消失した．

[症例の解説]

　本症例はミオクローヌスが著明で，薬剤の中止と補液，dantrolene の投与でもミオクローヌスが改善せず，その後 cyproheptadine 12 mg を投与した。6日間の投与で筋強剛，発汗は消失し，ミオクローヌスも軽減したものの十分ではなく，clonazepam 4 mg を追加して改善した例である。わが国では，アレルギー疾患に対しては cyproheptadine は1回4 mg，1日1から3回投与と指示されている。著者はそれに従ったが，欧米ではセロトニン症候群に対してはそれ以上の投与がなされている。もし，この症例でも 12 mg 以上使用していたら clonazepam の追加投与はしなくても済んだ可能性はある。

12. セロトニン症候群の後遺症

　1例であるが，小脳萎縮を残遺した例が報告されている[222]。本症例では，40℃以上の高熱が認められ，それが小脳萎縮に関与したのではないかと指摘されている。一般にセロトニン症候群から改善後，後遺症は認められないといわれているが，40℃以上を示す重症のセロトニン症候群においては，悪性症候群と同様に小脳萎縮をはじめとする後遺症が残存する可能性も念頭に入れ，生命的予後，後遺症の予防のためにも，40℃以上の高体温を認めた場合は強力な体温冷却が必要である。

13. セロトニン症候群の基礎研究

1）病態生理

　Sternbach は，セロトニン症候群の病態を過去の動物実験の所見から 5-HT$_{1A}$ 受容体の刺激がその症状形成に重要な役割を担っていると述べている。確かに 5-HT$_{1A}$ 受容体の関与は重要であるが，すでに述べたようにセロトニン症候群は多彩な症状からなっており，すべての症状を 5-HT$_{1A}$ 受容体の刺激のみで説明することはできない。たとえば，体温は 5-HT$_{1A}$ 受容体の刺激で低下する[255]。一方，セロトニン症候群では半数近くに発熱が認められる。動物実験では，5-HT$_{2A}$ 受

容体の刺激により体温は上昇する[242]。したがって，セロトニン症候群の発熱は，5-HT2A受容体の刺激が関与していることが示唆される。このような事実からは，ヒトのセロトニン症候群では5-HT1A受容体の刺激も関与しているが，むしろ5-HT2A受容体の刺激の方が優位になっていることが推測される。さらに，セロトニン症候群では筋強剛などの錐体外路症状や多彩な自律神経症状が認められる。これらの結果からは，セロトニン症候群ではドパミン神経系やノルアドレナリン神経系の関与も考えられる。

著者[251]は4例のセロトニン症候群において，その病相期の髄液モノアミン動態とGABAの値を対照群のそれと比較した。その臨床的概要は**表26**に示したが，4症とも5-HT再取り込み作用の強いclomipramine, imipramineなどの三環系抗うつ薬やSSRIであるfluvoxamineの投与中に体温上昇，多彩な自律神経症状，ミオクローヌス，協調運動障害などが出現し，Sternbachのセロトニン症候群の診断基準を満たしていた。その結果，髄液NAは，セロトニン症候群患者のそれは対照群に比較して有意に高値を示した。髄液HVAは，正常対照群に比較して患者群でその平均値は低値であったが，両群間で有意な変化は認めなかった。5-HIAAは，対照群に比較してセロトニン症候群では有意に低値を示した。

セロトニン症候群を呈する患者の髄液の神経伝達物質とその代謝物の検討を行う場合，症例の基礎疾患と投与されている抗うつ薬の影響を考慮する必要がある。今回検討したセロトニン症候群4例の基礎疾患はすべてうつ病であった。まず，髄液NAとうつ病との関係であるが，うつ病に対する髄液モノアミン代謝の研究はある程度認められる。しかし，うつ病でNAが高値を示すという報告は認められない[211,260]。一方，抗うつ薬が髄液NAにどのような影響を与えるかであるが，そうした研究は少ないものの，desipramineを投与された場合患者の髄液NAに変化は認められなかったという報告がある[276]。

以上より，セロトニン症候群における髄液NAの高値はセロトニン症候群によるものと考えられる。ヒトのセロトニン症候群では，発熱・発汗・頻脈・下痢などの多彩な自律神経症状が認められる。著者は，このような点を考慮して，セロトニン症候群では交感神経系の亢進状態が存在し髄液のNAが高値を示すことを推測したが，今回の研究でそのことが確認された。ただし，なぜセロトニン症候群でNAが高値を示すか詳しい機序は不明である。基礎的研究では，5-

表26：セロトニン症候群4例の髄液モノアミン代謝とGABA値

症例	年齢	性別	基礎疾患	原因薬剤	最高体温 (℃)	臨床症状	NA (ng/ml)	HVA (ng/ml)	5-HIAA (ng/ml)	GABA (pmol/ml)
								(カッコ内は改善後の値)		
1	43	男	うつ病	clomipramine	38.7	精神状態の変化 反射亢進 発汗 皮膚の発赤 頻脈	0.17 (0.10)	12.9 (40.6)	12.2 (19.2)	65 (142)
2	62	男	うつ病	imipramine	39.4	精神状態の変化 ミオクローヌス、発汗 反射亢進 筋強剛、頻脈 協調運動障害	0.22 (—)	35.7 (—)	9.3 (—)	93 (—)
3	56	男	うつ病	fluvoxamine clomipramine	37.8	精神状態の変化 ミオクローヌス 発汗 協調運動障害 頻脈	0.14 (—)	48.1 (—)	10.6 (—)	125 (—)
4	64	女	うつ病	fluvoxamine milnacipran	37.2	精神状態の変化 協調運動障害 振戦、発汗 頻脈	0.20 (0.11)	29.8 (35.4)	13.3 (11.2)	555 (728)
平均 年齢	56.3歳±9.5歳						0.18±0.04[a] (0.105)	31.6±14.6 (38.0)	11.4±1.8[b] (15.2)	210±231[c] (435)
対照群 (n=7)	50.6歳±10.0歳						0.07±0.02	49.7±13.5	21.2±5.1	434±205

a：p＝0.0082 (vs.controls) ；b：p＝0.0233 (vs.controls) ；c：p＜0.1 (vs.controls)

HT と NA 系の相互作用が指摘されている。すなわち，5-HT$_{1A}$ 受容体や 5-HT$_{2A}$ 受容体の刺激により NA の値が上昇すると報告されている[206, 214]。

　一方，セロトニン症候群では高熱や循環虚脱など生じるため，身体のストレス反応として交感神経系が亢進し，その結果 NA が上昇する可能性も考えられる。このように，セロトニン症候群時の髄液 NA の高値は，5-HT 系を介したり，身体的ストレス反応の結果など幾つかの要因が関与していると考えられ，一元的に説明することは困難である。

　次に髄液の HVA であるが，セロトニン症候群ではその平均値は正常対照群の値より低かったが，両群間で有意な変化は認めなかった。悪性症候群の項で述べたように，著者は悪性症候群の髄液モノアミン代謝の測定を行い，HVA の有意な低値を報告した。悪性症候群では，その病因には少なくとも基底核や視床下部のドパミン系の機能低下が関与することは明らかであり，悪性症候群の髄液 HVA の低値はこの所見と関係するものと考えられる。

　一方，セロトニン症候群でも錐体外路症状は認めるものの，悪性症候群ほど著しくはない。事実，今回の4例で明らかに筋強剛を認めたのは症例2のみであった。ドパミン系と 5-HT 系は相互作用を有し，セロトニン症候群では 5-HT 系の活性亢進の結果二次的にドパミン系の低下状態が生じることも考えられた。しかし，今回の研究から，悪性症候群では髄液 HVA は著しい低値を示すが，セロトニン症候群では HVA は悪性症候群ほどの低値を示さず，この点が両症候群の違いかもしれない。セロトニン症候群の髄液 5-HIAA の値であるが，セロトニン症候群では正常対照群に比較して有意な低値を示した。4例のセロトニン症候群は，5-HT 再取り込み阻害作用のある抗うつ薬の投与をうけていた。こうした抗うつ薬の投与では，presynapse への 5-HT の取り込みが阻害され，その結果 MAO による 5-HT から 5-HIAA への代謝が阻害されることが考えられる。一方，うつ病特に強い自殺傾向のある症例では，その髄液 5-HIAA は低値を示すと報告されている[204, 261]。

　したがって，セロトニン症候群の髄液 5-HIAA の低値には上記2つの要因が関与している可能性がある。ただし，4例の症例では著しい自殺念慮は確認されなかった。以上から，セロトニン症候群の髄液 5-HIAA の低値は投与されている抗うつ薬の薬理機序の影響が大きいと思われる。また，この所見はセロトニン

症候群に特徴的な所見の可能性も考えられる。以上のように，セロトニン症候群は 5-HT 作動薬の投与により脳内の 5-HT 活性が亢進するだけでなく，ドパミン神経系やノルアドレナリン神経系，あるいは他の神経系にも影響が及び，その結果として多彩な症状を形成しているものと考えられる。GABA の値は，セロトニン症候群の病相期で低値の傾向を示した。

2) セロトニン症候群の動物モデルを用いた薬物治療の探求

臨床場面では，cyproheptadine が本症候群に有効といわれている。しかし，cyproheptadine はセロトニン受容体に対しては非選択的な薬剤である。セロトニン症候群の死亡例と関係する臨床症状は高熱である。現在，5-HT 受容体は 5-HT_1 から 5-HT_7 まで 7 種類同定されており，その亜型も含めるとさらに多くなる。それらのうち，動物実験では 5-HT_{1A} 受容体の刺激は体温低下に，5-HT_{2A} 受容体の刺激は体温上昇に関与すると報告されている。その結果をふまえて著者は，5-HT_{2A} 受容体遮断作用の強い薬剤がセロトニン症候群の高熱に最も効果を示すのではないかとの仮説を立てた。そこで，セロトニン症候群の致死的な動物モデルを作成し，さまざまな薬剤の有効について検討した[248, 249, 252, 253]。その際用いた薬剤は，セロトニンの前駆物質である 5-hydroxy-L-tryptopham（5-HTP）100 mg/kg と MAO-A 阻害薬である clorgyline 2 mg/kg である。その同時投与により，ラットの直腸温は薬剤投与 15 分から上昇しはじめ，投与 60 分では 40 ℃を超え，生理的食塩水の前処置群では投与 75 分後にはラットは全例死亡した。それに対して，図 19 に示したように，5-HT_{2A} 受容体の強力な遮断作用を有する risperidone と ritanserin の前投与は体温上昇を抑制すると同時に動物の死亡も阻止した。図には示さないが，5-HT_{2A} 受容体遮断作用が強い ketanserin と pipamperone も同様の効果を示した。それに対して，cyproheptadine や chlorpromazine は高用量ではじめて有効性を示した。5-HT_{1A} 受容体遮断作用を有する propranolol や WAY 100635 には体温上昇を予防する効果は認められなかった。Diazepam の前投与は，体温上昇を抑制したものの，ラットの死亡は完全には抑制できなかった。NMDA 受容体拮抗薬である memantine と MK-801 も体温の上昇を抑制すると同時に，動物の死亡を阻止した。Dantrolene は，体温上昇を抑制したものの，動物の死亡は阻止し得なかった。以上をまとめたものが

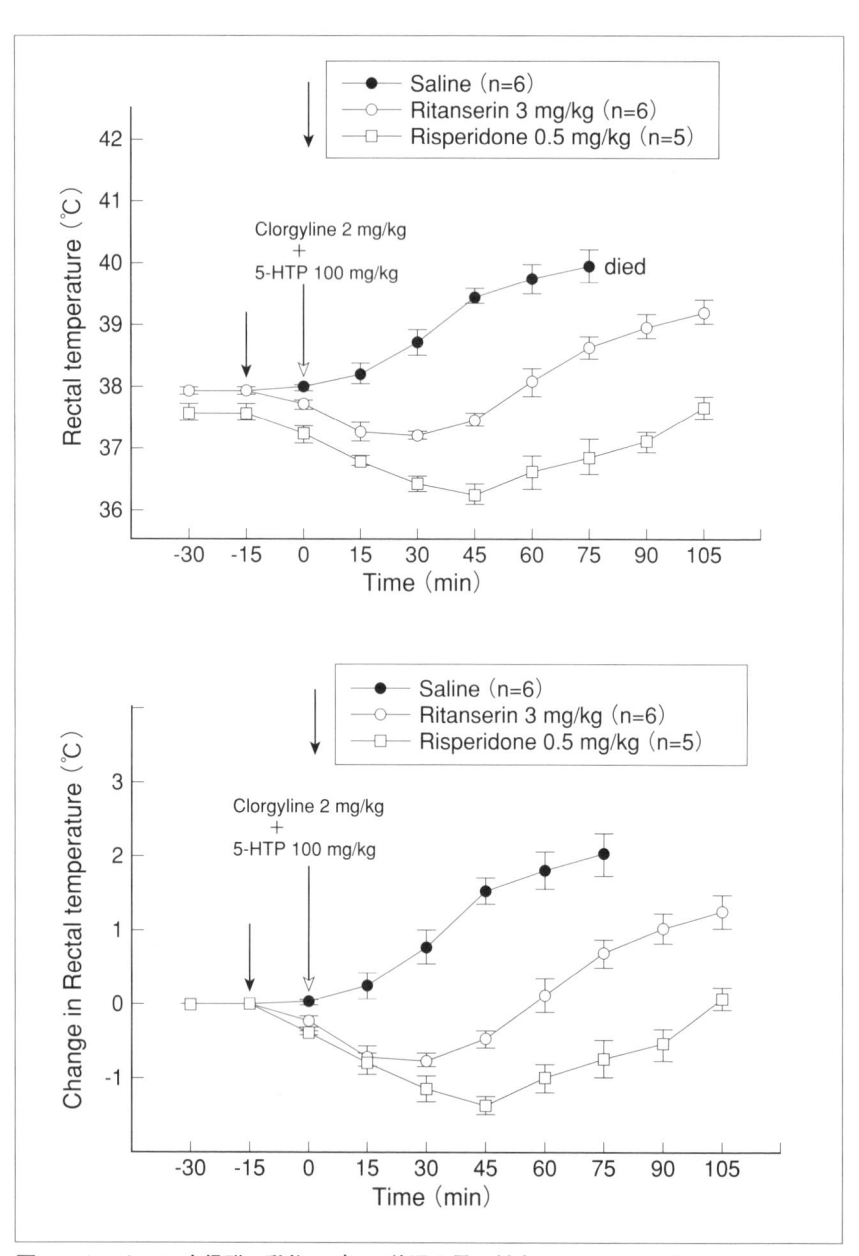

図19：セロトニン症候群の動物モデルの体温上昇に対するrisperidoneとritanserinの効果

表27：セロトニン症候群の致死性動物モデルにおける
各薬剤の前投与における生存数

薬剤と用量		死亡数/実験総数
生食		6/6
Risperidone	0.5 mg/kg	0/6
Ketanserin	5 mg/kg	0/6
Ritanserin	3 mg/kg	0/5
Pipamperone	20 mg/kg	0/6
Cyproheptadine	5 mg/kg	5/5
	10 mg/kg	0/5
Chlorpromazine	20 mg/kg	6/6
	40 mg/kg	0/5
Propranolol	10 mg/kg	5/5
WAY 100635	1 mg/kg	5/5
Diazepam	10 mg/kg	2/5
	20 mg/kg	2/5
Dantrolene	20 mg/kg	6/6
Memantine	10 mg/kg	0/6
MK 801	0.5 mg/kg	0/6

表27である。
　これらの結果からいえることは，高熱を示すセロトニン症候群の致死性モデルにおいては，5-HT$_{2A}$受容体遮断作用を有する薬剤が最も効果を示し，次はcyproheptadine, chlorpromazineなどの非特異的な5-HT受容体拮抗薬である。Diazepam, memantine, dantroleneもある程度の効果を示した。5-HT$_{1A}$受容体遮断作用を有する薬剤には，セロトニン症候群の体温上昇を抑制する作用や死亡を阻止する作用は認められなかった。これらの結果をすぐヒトのセロトニン症候群の治療に応用はできないが，risperidone[256]とolanzapine[201]の有効性を示す症例が報告されており，40℃以上の高熱を呈し生命的に危険と思われる患者の治療に著者の実験結果は参考になると思われる。

14. セロトニン症候群と悪性症候群の関係

　セロトニン症候群は，その報告例に toxic serotonin syndrome と"toxic"という修飾語がつけられことがあるように[208]，脳内の 5-HT 濃度が亢進した結果発症すると考えられている。

　一方，抗精神病薬の大量投与を行うと錐体外路症状はかなりの頻度で発現するが，悪性症候群は簡単に発現しない。抗精神病薬の投与を受ける患者側に脱水，疲弊など何らかの要因が加わって初めて悪性症候群は起こり，その場合は少量の抗精神病薬の投与でも発現する。このように，両症候群は発現様式が異なる。すなわち，セロトニン症候群はセロトニン作動薬の toxic な反応であるのに対して，悪性症候群は抗精神病薬の特異的（idiosyncratic）な反応といえる。ただし，脳内の病態生理に関しては，髄液所見の項で述べたように類似した所見が認められる。おそらく，悪性症候群では線条体，視床下部などのドパミン神経系の機能低下があり，さらに他の神経系に影響が及び多彩な臨床症状が生じるものと考えられる。

　セロトニン症候群においては，幾つかの 5-HT 作動薬の併用により脳内の 5-HT 活性が亢進し，特に 5-HT$_{2A}$ 受容体の刺激が優位となり，その影響は 5-HT 系だけでなくノルアドレナリン系，ドパミン系などの神経系にも波及し，最重症型では悪性症候群とほとんど区別のできない臨床症状を呈するのかもしれない。すなわち，悪性症候群ではまずドパミン神経系が，セロトニン症候群では 5-HT 神経系が障害され，最重症型になるとさまざまな中枢神経系に障害が及ぶため，臨床症状は区別が困難になるのではないかと考えられる。ただし，どのような機序で他の神経系に影響が及ぶのか現時点では不明である。また，セロトニン症候群はセロトニン作動薬の toxic な反応と考えられているが，少量の抗うつ薬の投与でセロトニン症候群が発現する症例の報告もある[257, 275, 278]。なぜ少量のセロトニン作動薬でセロトニン症候群が発症するのか不明であるが，そうした症例に遭遇した場合は，たとえば抗うつ薬の代謝酵素である CYP 酵素の遺伝子や 5-HT$_{2A}$ 受容体の遺伝子に異常が存在するかなどを調べる必要があろう。

III. 悪性緊張病

1. 悪性緊張病の歴史

1934年 Stauder[317]は「急激に発症し,高熱をきたし,緊張病性興奮に続く昏迷,ときには意識障害の時期を経て,肢端チアノーゼ,脈拍微弱,出血素因を伴いつつ数日間の経過で死に至る。比較的年齢が若いことが多く,病理的検索によっても死因は不明である」という特徴をもつ病態を致死性緊張病（tödliche Katatonie）と名づけた。このような疾患概念を最初に報告したのは1832年のCalmeilと言われているが,Stauderの概念が有名である。Stauderの報告後も類似の病態はScheid（1937）をはじめとして多くの研究者によって報告された。名称も,exhaustion syndrome（Shulack, 1945）, Delirium acutum（Lingjaerde, 1954）, perniziöse Katatonie（Knoll, 1954）, lebensbedrohliche katatone Psychose（Huber, 1954）などさまざまである。悪性緊張病の歴史については,三好の論文[304]に詳しく記載されている。当時,致死性緊張病はその名が示すように致死性であったが,次項の悪性緊張病の疫学で述べるように,近年死亡率が低下したため,PhilbrickとRummansは1992年アメリカの精神医学協会の会議で致死性（lethal）よりは悪性（malignant）の用語を提唱し[313,314],現在致死性緊張病よりは悪性緊張病（malignant catatonia, MC）という用語が使用されることが多くなっている。わが国では,1970年代前半までは工藤ら[297],三好ら[303]により致死性緊張病の報告が認められたが,1974年大塚らにより悪性症候群（NMS）の概念が紹介された。その後,致死性緊張病に関する報告は岩瀬[293],岩井ら[292]の論文が認められるぐらいであった。しかし,1990年以降欧米で悪性症候群との鑑別,その異同に関する観点から悪性緊張病が再認識されるようになり,わが国でも2000年に入り悪性緊張病の報告例が散見されるようになっている[289,296,312]。なお,悪性緊張病は主に身体に原因が見い出せない機能性精神疾患に認められることが多いが,身体疾患に起因する悪性緊張病も報告されている[310,315]。本稿では,前者について言及する。

2. 悪性緊張病の疫学

その死亡率は，抗精神病薬の登場前の時代は75～100％であり，まさに致死性であった[302]。その後，1960年から1985年までの統計では死亡率は60％となった[301]。さらに，早期の対応，電気けいれん療法（ECT）の有効性などが認識されたこともあり，1986年から2002年までに報告された77例の症例の中で死亡したのは7例，すなわちその死亡率は9.1％に低下している[302]。

悪性緊張病の基礎疾患は，緊張病という用語から統合失調症が多いのではないかと思われるかもしれない。表28, 29に示されているように，Mannら[301]の168例の過去の報告例の調査では70％が統合失調症であり，12％は気分障害であった。しかし，Singermanら[316]は自験例3例を含む1986年から1992年までに報告された32例について報告している。Singermanらの自経例3例のうち1例は統合失調症であるが，2例は気分障害であり，全体では統合失調症は50％を占めていたが，気分障害は35％であり，悪性緊張病の基礎疾患として気分障害の比率が高くなっている。

年代では，Mannらは，全体の30％が20歳代，次が30歳代で20％であり，全体の平均年齢は33歳であった。Singermanらの調査では，20歳代以下が全体の28％，40歳代が22％であり，全例の平均年齢は35歳であった。性別では，Mannら，Singermanらの調査ではともに女性に多かった。

表28：悪性緊張病の基礎疾患

	Singermannら (総数32例) 例数	Mannら (総数168例) 例数
統合失調症	16 (50%)	117 (70%)
気分障害	12 (35%)	20 (12%)
非定型精神病	0	21 (12%)
産褥精神病	2 (6 %)	0
周期性緊張病	3 (9 %)	19 (6 %)

(Singerman B, Rahaja R.：Malignant catatonia-a continuing reality. Annal Clin Psychiatry 6：259-266, 1994)
(表の数値が合わないように思われるが，論文に記載されているそのままの値を引用した)

表29：悪性緊張病の年齢別人数と性差

年齢（歳）	Singermanら 人数（%）	Mannら 人数（%）
1-20	8（28%）	27（16%）
21-30	5（17%）	51（30%）
31-40	4（14%）	34（20%）
41-50	6（22%）	36（21%）
51-60	3（10%）	17（10%）
60＞	3（10%）	3（3%）
平均年齢	35歳	33歳
性別		
女性	26（67%）	187（67%）
男性	13（33%）	92（33%）

(Singerman B, Rahaja R.：Malignant catatonia-a continuing reality. Annal Clin Psychiatry 6：259-266, 1994)
(表の数値が合わないように思われるが，論文に記載されているそのままの値を引用した)

3. 悪性緊張病の臨床症状と悪性症候群との鑑別

　Stauderの致死性緊張病（悪性緊張病）の臨床症状の特徴を**表30**に示した。三好がStauderの論文から悪性緊張病に特徴的と思われる臨床症状や検査所見を取り出したものであり，診断基準ではない。一方，Häfnarら[288]は**表31**のような悪性緊張病の診断基準を提案している。問題となるのは，その後に登場した悪性症候群との鑑別であろう。Häfnarらの診断基準も，「急性で重篤な緊張病症状」は悪性症候群では頻度は少ないと思われるが，他の症状は悪性症候群でも認められる。したがって，多くの研究者からは，悪性緊張病と悪性症候群の鑑別は困難と言われている。Finkら[285]は，「抗精神病薬が投与されているか否か」が唯一の鑑別点であると主張している。一方，Castilloら[284]は，両疾患は異なる病態と主張しており，両疾患の臨床症状の比較を行っている。SingermanとRaheja[316]は両疾患の異同については明言していないが，両疾患の比較を示している。こうした両疾患の鑑別点を参考にしつつ，他の研究者の報告を追加して作成したものが**表32**である。すなわち，悪性緊張病では，前駆症状として焦燥，興奮，不安などの気分の変動があり，その後の緊張病症候群が

表30：致死性（悪性）緊張病の臨床症状（Stauder）

1. 高熱（38～40℃，時にはそれ以上）
2. 致死あるいは致死の可能性があると思われるほどの身体症状の重篤さ
3. 循環器系の症状：肢端チアノーゼ，低血圧，脈拍不整，頻脈，血管虚脱
4. 血液像，血液成分の変化，およびそれに基づく症状：赤血球増加，白血球増加，網状球増加，リンパ球減少，骨髄の造血性変化，高カリウム血症，高クローム血症，17KSの減少，残余窒素増加，酸塩基平衡障害，出血性素因（皮下溢血，筋肉内出血，月経不順）
5. 神経症状：不安，精神運動性興奮に続く，昏迷，意識障害，苦悶症状など，更に自傷傾向，Stumme Erregung などを挙げるものもある
6. 神経症状：腱反射低下，けいれん発作，ミオクローヌス様不随意運動，筋強剛，ヒョレア様運動などを挙げるものもあるが，神経症状で共通した記載は少ない

（三好攻峰，出口武夫，本多 進，他：「発熱と緊張病」―所謂致死性緊張病及びその近縁疾患について．精神神経誌70：52-65, 1968）

表31：悪性緊張病の診断基準（Häfnarら, 1982）

1) 急性で重篤な緊張病症状（昏迷あるいは興奮）
2) 38℃以上の発熱
3) 120/分以上の頻脈と最高血圧150mmHg以上、最低血圧100mmHg以上の高血圧
4) 筋緊張の亢進

（Häfner H, Kasper S：Akute Lebensbedrohliche Katatonie
Nervenarzt 53：385-394, 1982）

特徴的であるのに対して，悪性症候群ではこれらの症状は悪性緊張病ほど目立たない。Velamoorら[183]は悪性症候群の前駆症状としては精神症状の変化と筋強剛の増強を挙げているが，悪性緊張病では筋強剛は悪性症候群ほど著しくはないのに対して，悪性症候群では 'lead-pipe' ようの著明な筋強剛が特徴的である。とはいえ，悪性症候群でも前駆症状として緊張病症状が高率に認められ[295]，筋強剛も60％ないしは79％で悪性緊張病でも認められる（Mannら[302]，Singermanら[316]）。血液検査所見では，血清CK値と白血球増加は同じぐらいの頻度で認められ（Addonizioら[4]，Singermanら[316]），両疾患を鑑別する根拠にはならない。伊藤ら[291]は，1) neuroleptica投与と症状発現との間の時間的因果関係並びにneuroleptica再投与による症状の再現性がみられること，2) ほぼ全

表32：悪性緊張病と悪性症候群の比較

	悪性緊張病	悪性症候群
前駆症状	気分の変動など,急激な発症あり	抗精神病薬投与中筋強剛増大[d]
焦燥,不安,興奮	普通認められる	時々認められる
昏迷	あり	あり
緊張病症状	抗精神病薬投与前より	抗精神病薬投与後増悪
不随意運動	ヒョレア様運動	粗大な振戦
筋強剛	79.4 %[b], 60 %[c]	97 %, "lead-pipe"[b]
肢端チアノーゼ,皮下出血	あり	記述なし
発熱を含む自律神経症状	抗精神病薬の投与前より	抗精神病薬の投与後
血清CKの高値	96.0 %[b], 93 %[c]	97 %[a]
白血球増加	70.8 %[b], 69 %[c]	72 %[a]
ECT	有効	有効
benzodiazepines	有効	有効例あり
dantrolene	有効例あり	有効
bromocriptine	有効性不明	有効

Singerman & Raheja (1994) とCastilloら (1989) らの両疾患の比較表を参考に作成した。
a：Addonizioら (1987), b：Mannら (2003), c：Singermanら (1994), d：Velamoorら (1994)。

例に筋強剛を中心とした錐体外路症状が出現すること，3) 発熱時大部分の症例が茫乎とした顔貌で無動緘黙で精神症状が一定していること，の3点を悪性緊張病から悪性症候群の鑑別点として言及しており，参考になると思われる。このように，悪性緊張病と悪性症候群の鑑別はかなり困難であり，特に抗精神病薬が投与されている場合は両疾患の鑑別はきわめて難しい。緊張病症状の出現時期，その程度，筋強剛の程度，抗精神病薬で臨床症状が悪化したか，しなかったかなど，詳しく精査して診断する以外にない。しかし，それでもどちらの疾患か断定できない症例も存在するものと思われる。

4. 悪性緊張病の自験例

1) 抗精神病薬の投与されない悪性緊張病

致死性緊張病に関して，剖検脳にほとんど病因となる所見が見出されていな

い[303,317]という事実を考慮すると，現時点では機能性精神疾患で高熱を呈して死亡に至る病態は確かに存在するものと考えざるを得ない。しかし，悪性症候群の概念が登場してからは，現在悪性緊張病と思われる症例に遭遇しても，抗精神病薬が投与されていれば悪性症候群と診断する傾向にある。そのため，抗精神病薬が投与されていず，器質的要因が見い出されなければ，悪性緊張病と診断できる。

しかし，現在の臨床現場では何らかの精神症状を示せばほとんどの症例に抗精神病薬が投与され，抗精神病薬の投与されていない悪性緊張病を経験することはきわめて少ない。最近，地引[294]は抗精神病薬の投与がなされていない悪性緊張病（遅発緊張病）の例を報告している。欧米の論文でも，White[319]，Philbrickら[314]，Singermanら[316]の論文に抗精神病薬の投与されていない症例を認めることができ，これらの症例はきわめて貴重な症例といえる。著者も，抗精神病薬の投与されない状況下で発症した1例を経験しているので以下に提示する[305]。

＜症例1＞18歳，男性，双極性障害[305]（図20）

14歳時，約1ヵ月の周期で躁状態とうつ状態を繰り返すようになった。炭酸リチウム1,300 mg（血中濃度0.74 mEq/ℓ）で精神状態は安定した。2年間精神状態が安定していたため，炭酸リチウムを漸減し，今回の入院6ヵ月前には中止した。しかし，3ヵ月経過した時点で1ヵ月のうち約10日間うつ状態が出現するようになった。そのため，2ヵ月間炭酸リチウム600 mgを投与したが，うつ状態の出現は抑制できず，次の1ヵ月間は炭酸リチウムを800 mgに増量したが再びうつ状態が出現したためX年8月12日入院となった。

患者の精神状態は入院翌日より軽躁状態に移行したが，逸脱行動はなく抗精神病薬の投与は行わなかった。8月30日になり，口数が少なくなり臥床している時間が多くなった。9月9日，突然昏迷状態に陥った。患者は経口摂取ができず，補液を行った。尿失禁を認め，尿道カテーテルを留置した。こうした処置をする時に，強い抵抗を示した（拒絶症）。

患者は，日中は開眼し（瞳孔は散大），苦悶様の表情を示し全身に力を入れていたが，筋強剛は認めなかった。9月9日37.8℃の発熱を認めた。血液検査で

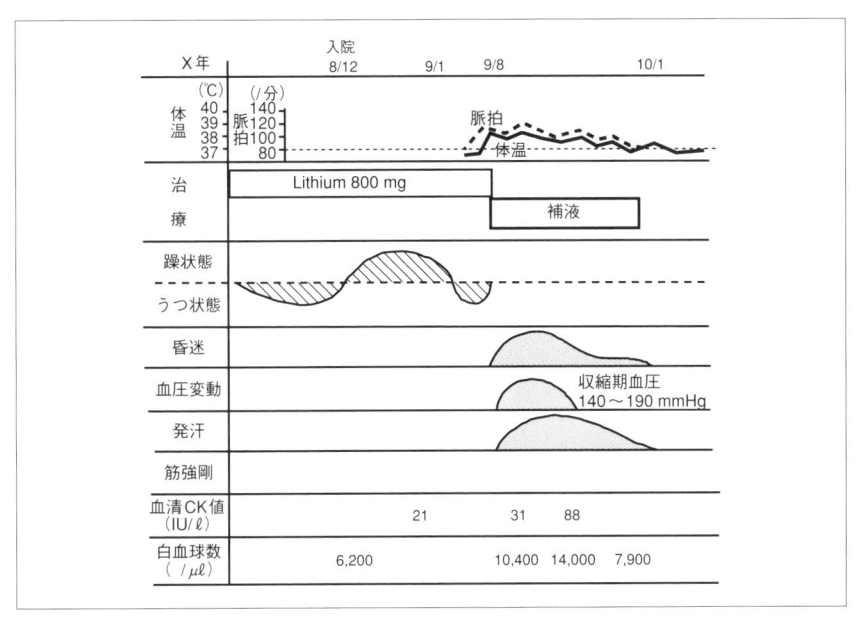

図20：臨床経過

は，9月9日炭酸リチウムの血中濃度は 0.34 mEq/ℓ，血清 CK 値は 88 IU/ℓ（正常値:13 ～ 70 IU/ℓ），白血球数は 14,000 /μℓ であった。昏迷のため経口摂取はできず，無投薬で経過をみた。9月11日から 38.0 ℃の発熱を認め，全身の発汗が著明で，発作性に全身を震わせ，この時収縮期血圧は 180 ～ 190 mmHg に上昇し，脈拍も 100 ～ 120/分であった。発熱の原因を検索するも CRP の上昇は認めなかった。9月16日体温は 38.4 ℃であり，その後 37 ℃台の発熱が9月下旬まで持続した。9月18日髄液検査を行ったが，一般検査で異常は認めなかった。9月29日，尿中のカテコルアミン値の測定を行いその上昇を認めたが，その後の測定で正常範囲に低下した。昏迷・発熱時，体温冷却，体位変換，喀痰の吸引などを行い合併症の予防に努めたところ，10月に入り，昏迷状態は改善し炭酸リチウムを再開した。

病相期の検査所見：尿中アドレナリン（A）91.1 μg/日（正常範囲: 3 ～ 15 μg/日），ノルアドレナリン（NA）168.7 μg/日（正常範囲: 26 ～ 121 μg/日），vanillylmandelic acid（VMA）6.5 mg/日（正常範囲: 1.3 ～ 5.1 mg/日），髄液 NA

0.08 ng/ml（対照群: 0.08 ± 0.02 ng/ml），HVA 32.2 ng/ml（対照群: 52.9 ± 9.3 ng/ml），5-HIAA 14.2 ng/ml（対照群: 20.8 ± 2.8 ng/ml）。

[症例の解説]

　本症例は，Stauder が報告した症例群に比較すると興奮は認められなかったが，昏迷，拒絶症を認め，発熱，血圧変動・発汗・頻脈・尿閉などの多彩な自律神経症状を示した。この症例では，筋強剛は認めなかった。抗精神病薬の投与は受けていず，臨床症状からは悪性緊張病と考えざるを得ない症例である。総合病院で身体管理を行い合併症の予防に努めたため，重篤化しなかったものと思われる。

2) 抗精神病薬が投与されているが悪性緊張病と診断せざるを得ない症例

　現在，上記のような抗精神病薬が投与されていず発症した症例はまれであり，多くの症例は抗精神病薬の投与を受けている。その場合，どのような観点から悪性緊張病と悪性症候群を鑑別することができようか。抗精神病薬を投与されていて高熱，自律神経症状，錐体外路症状を呈する症例では，悪性症候群なのか悪性緊張病なのか鑑別が困難である。Hayashi ら[290] や小割ら[296] の悪性緊張病の報告でも，悪性緊張病と診断はしているが，一方で悪性症候群との鑑別は困難と述べている。欧米でも，悪性緊張病と診断するにしても，Fink ら[286] は悪性症候群を含めた悪性緊張病を，"MC/NMS syndrome" として提唱しており，欧米ではそれに従う論文が多い。著者は悪性症候群の項でも述べたように，悪性症候群の体液モノアミン代謝の検討を多数例で行ってきた。こうした悪性症候群の多数例の治療経験から，抗精神病薬を投与されていても悪性症候群でなく悪性緊張病と考えざるを得ない1例を経験しているので以下に提示する[306]。

＜症例2＞38歳，男性，統合失調症[306]（図21）

　15歳ころ統合失調症のため治療が開始された。Haloperidol と chlorpromazine の投与を受けていた。高校卒業後，家業の手伝いをし，30歳を過ぎた頃からは，本人が中心となって家業を続けていた。38歳時，経営状態が悪くなり店を売却する手続きに入り，X年3月23日がその契約の日であった。抗精神病薬は当日

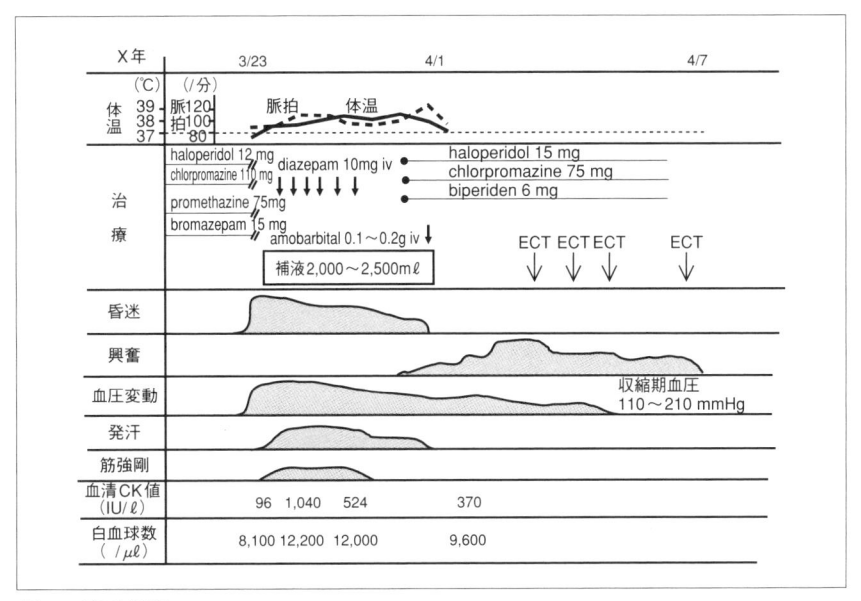

図21：臨床経過

　まで規則的に服薬していた．しかし，契約の前日の3月22日，夕方突然大声で叫び，昏迷，失禁状態となり緊急入院した．
　入院時，一点を凝視しうなり声をあげ，呼びかけに対して話そうとする様子をみせるが，話すことはできなかった．収縮期血圧は130〜180 mmHg，脈拍90/分，体温36.5℃．その後昏迷と興奮を繰り返すようになった．3月23, 24日と，haloperidol 5 mgの静注を行った．興奮に対しては，適宜 diazepam 10 mg〜20 mgあるいは amobarbital 0.1〜0.2 gの静注を実施した．入院時より，血圧の変動（最高収縮期圧210 mmHg），頻脈，瞳孔散大，全身の発汗を認めた．昏迷時，手に力を入れ筋の緊張を認めたが，筋強剛は悪性症候群のそれに比較すると軽度であった．体温は，3月24日36.8℃であったが，3月25日は37.2℃となり，3月29日38.3℃に達した．3月29日より経口摂取は可能となり，抗精神病薬の投与を再開した．その後体温は，3月30日37.7℃，31日37.1℃，4月1日37.2℃，4月2日36.9℃と推移した．3月25日の血液検査は，血清CK値1,040 IU/ℓ，白血球数12,200/μℓであった．3月24日髄液検査を行ったが，一

般検査に異常は認めなかった。褐色細胞腫が疑われ，3月27日尿中のカテコルアミン値の測定をし，その高値を認めた。しかし，腹部CT，超音波検査で異常所見は認めなかった。3月29日より発語は可能となったが，興奮が目立つようになった。しきりに，退院を要求し離院しようとした。そのため，4月3日よりECTを開始し，4回目のECT終了後精神状態は安定した。

検査所見：尿中A 24.0 μg/日（正常範囲：3〜15 μg/日），NA 312.7 μg/日（正常範囲：26〜121 μg/日），VMA 6.7mg/日（正常範囲：1.3〜5.1mg/日），髄液NA 0.1 ng/mℓ（対照群：0.08 ± 0.02 ng/mℓ），HVA 59.7 ng/mℓ（対照群：52.9 ± 9.3 ng/mℓ），5-HIAA 22.3 ng/mℓ（対照群：20.8 ± 2.8 ng/mℓ）。

[症例の解説]

本症例は長期間抗精神病薬の変更はせず，患者にとって強いストレス状況下で突然昏迷に陥り，その後興奮と昏迷を繰り返し，発熱，多彩な自律神経症状，軽度の筋強剛を示した。その治療は，悪性症候群の場合と異なり，haloperidolの静注や，昏迷が改善された後は抗精神病薬の経口投与を行った。興奮時は，diazepamやamobarbitalの静注で対応したが，最終的にECTを行い寛解に至った。以上の経過から，抗精神病薬は使用していたが悪性症候群よりは悪性緊張病と診断する方が妥当と考えられた。

5. 悪性緊張病と悪性症候群の病態生理

著者は，上記2例の悪性緊張病と考えられる症例の経験と，これまで経験した悪性症候群の多数例の経験から，悪性緊張病と悪性症候群では，類似点もあるが，詳細にみると臨床症状にある程度違いがあるのではないかと考えている。では，2疾患の病態生理も異なるのであろうか。あるいは，緊張病，悪性緊張病，悪性症候群は一連の疾患単位の中にあり，すなわち緊張病の重症型が悪性緊張病であり，抗精神病薬によって緊張病から誘発されたものが悪性症候群であり，臨床症状に多少の違いはあっても2疾患の病因は同じであるのか。こうした両者の異同に関しても研究者によって見解が分かれている。Castilloら[284]，Fleischhackerら[287]，Otaniら[311]は両疾患を異なる病態と考えている。それに対して，White[319]，Carrollら[282]，Finkら[286]，Mannら[302]は，悪性緊張病と悪性症

候群は同なじ疾患単位に属すると考えている。また，彼らは両者には脳内ドパミン神経系の異常が関与していると考えている。悪性緊張病の多くの論文を通読すると後者の見解が優勢である。

悪性症候群の項ですでに述べたように，悪性症候群に関しては幾つもの状況証拠からその発現には少なくともドパミン神経系の機能低下状態が関与していることは明らかと思われる。それに対して悪性緊張病では，緊張病症状の患者に抗精神病薬を投与すると緊張病状態が悪化するという事実は悪性緊張病とドパミン機能低下の関与を支持する。また，悪性症候群では前駆症状としてかなりの割合で緊張病症状を認めると報告されており，両者の関連を示唆させる。Kishら[86]は，3例の高熱で死亡した患者の剖検脳において，各部位の組織内のモノアミン値の測定を行っている。3例のうち2例は悪性緊張病と診断され，1例は悪性症候群と診断されていたが，両者の結果は類似の結果を示しており，悪性緊張病と悪性症候群は同じ病態生理を有することを支持する報告である。しかし，次項で述べるように両疾患は薬物治療に関しては異なる点が認められる。一方，著者の提示した2例の悪性緊張病の体液モノアミン動態について簡単に触れると，尿中カテコラミン値は高値を示しており，末梢の交感神経系が亢進していることが示唆された。この結果は，悪性緊張病に対するPhilbrickらの報告[314]，著者の多数例での悪性症候群の結果[130]と一致していた。しかし，髄液NA値は対照群と比較して変化はなかった。HVA値は，症例1は対照群と比較して低値を示したが，悪性症候群ほどの低値ではなかった。症例2の髄液HVA値は，対照群と比較して変化なかった。すなわち，末梢の交感神経系の亢進状態は両病態で共通していたが，髄液モノアミン動態は2疾患で異なる点があるようにも思われる。悪性緊張病と悪性症候群は同一の病態生理を持つという見解が正しいとするなら，著者の悪性緊張病の結果は悪性症候群の結果と一致しない。悪性緊張病の症例がわずか2例であるため明らかなことはいえないが，髄液モノアミン代謝の観点からは異なる点があるようにも思われる。今後症例を重ねて検討しなければならない。

ところで，Northoffら[308,309]はSPECTやfMRIなどの画像研究の結果から，緊張病症状は外側前頭部眼窩領域から基底核領域への制御の障害が関与していると述べている。それに対して，悪性症候群では基底核領域を主とした皮質下領

域の機能障害があり，二次的に前頭部を中心とした皮質領域が影響を受けているのではないかと推測している。すなわち，悪性緊張病と悪性症候群ではドパミン神経系に異常はあるにしても障害部位が異なると仮定されている。しかし，彼らの仮説は緊張病の症例に基づいたものであり，悪性緊張病や悪性症候群を対象にしてはいない。しかし，興味深い仮説であり，悪性緊張病と悪性症候群の症例を集積して画像検査によって比較する必要がある。

　以上のように，現時点では悪性緊張病に関する基礎的データは十分に得られていず，両疾患の異同については今後の研究を待たねばならない。一方，最初に述べたように，本項で議論しているのは機能性精神疾患に基づいた悪性緊張病状態についてであるが，悪性緊張病状態は脳炎，代謝疾患などさまざまな身体疾患でも認められる[299,302]（文献299の症例は奇形腫を有しており，抗NMDA受容体脳炎[333]の可能性がある）。なぜこうした身体疾患で緊張病症状が出現するかも不明である。今後何らかの新しい検査指標が登場したなら，身体疾患による緊張病症状の発症機序が解明されるかもしれない。

6. 悪性緊張病の治療

　まず，悪性緊張病ではないが，緊張病症候群に対して抗精神病薬を投与することには研究者により意見が分かれている。Fink[286]やWederら[318]は，緊張病症候群に対する薬物療法については，抗精神病薬の投与は悪性症候群を誘発させる危険性があるため投与すべきでないと述べ，lorazepamなどのbenzodiazepine系抗不安薬の投与を薦めている。多くの研究者は彼らの意見を支持しているが，Van den Eedeら[320]は文献的研究から，非定型抗精神病薬は緊張病症候群に有効であると述べている。彼らは過去の10論文（10症例）を検討し，非定型抗精神病薬としてはrisperidoeneが8例，clozapineとziprasidoneがそれぞれ1例に使用され，効果を示したと報告している。著者の経験では，抗精神病薬が緊張病症候群に有効な症例も経験しており，抗精神病薬の投与は緊張病症候群に対して禁忌とはいえないと思われる。

　次に悪性緊張病の場合の治療であるが，原則として抗精神病薬は投与すべきでない。Cassidyら[283]は，悪性緊張病にolanzapineの大量投与が有効であった

と報告している。しかし，悪性症候群では抗精神病薬の投与は禁忌であり，悪性緊張病と悪性症候群の鑑別はすでに述べたようにかなり難しいことを考えると，抗精神病薬の投与は慎重にすべきであろう。

悪性緊張病と悪性症候群の治療の比較であるが，共通する点と異なる点がある。まず，悪性症候群に有効とされている dantrolene は，悪性緊張病で有効な例も報告されている[307]が，例数は少なくその有効性は確認されてはいない。また，bromocriptine などのドパミン作動薬も悪性緊張病ではその有効性は確認されていない（Northoff らは[334]，双極性障害で治療を受けていたが服薬を中断しその後発熱を伴う緊張病症状を示した2例に対して amantadine が有効であった症例を報告している）。Benzodiazepine 系抗不安薬は，悪性症候群に対して有効性が指摘されているが，必ずしも全例に有効とはいえない（Caroff, 1999）。それに対して悪性緊張病では，benzodiazepine 系抗不安薬は有効性が高いといわれている。しかし，確実に効果を示すのは電気けいれん療法（ECT）であり，この点は悪性症候群でも同様である。特に，悪性緊張病においては，悪性症候群の項で述べた合併症に加えて，深部静脈血栓症・肺塞栓症，呼吸不全などの合併症が指摘されており[281, 298, 300]，死亡の原因になる。その点で，悪性緊張病では速やかな対応が要求され，ECT が最も有用と考えられる。

あとがき

　1983年1月22日その患者さんの家族から連絡が入った。当時著者は研修医であったが，数名の外来患者を担当していた。その患者さんはうつ病が遷延しており，1週間前受診予定であったが来院せずどうしたのか気になっていた。電話の向こうの家族はたいそう慌てており，家族の話からは患者さんは「動くことが出来ず，食事もとれず，熱がある」ことだけはわかった。約1時間後患者さんは救急隊員に運ばれて来た。担架に横たわっている患者さんは頬がこけ，開眼しているが声をかけても応答はない。これだけならうつ病の昏迷状態ともいえたが，何よりも額には玉のような汗が吹き出ており，上肢と下肢は小刻みに震えていた。触ると熱発していることがわかった。上肢は曲げようにもなかなか曲がらない。明らかにうつ病とは異なる病態が起きていることがわかった。直ちに検査を開始したが，感染の徴候は認められなかった。家族に経過を聞いたところ，うつ病が改善しないため患者さんが服薬を嫌がり薬を飲まなくなった後からこのような症状が出現したということであった。これが，著者が悪性症候群の患者さんに遭遇した最初の経験である。当時の診療記録を見ると，入院当日の記録の最後には，「感染症は否定的で，血清 CK が高値であることから syndrome malin が最も疑われる」と記載されている。確かに自分が書いたものであり，第1日目で悪性症候群を疑っていたことになる。1980年前半，悪性症候群の概念はまだ一般的に広まっていなかった。当時使っていた教科書にも悪性症候群のことは記載されていない（当時刊行された精神医学体系には数行の記載があるだけである）。上司から指摘され悪性症候群を疑ったのか，判然としない。1つ記憶に残っていることは，1980年ある研究会に参加した時に，当時国立精神神経センターの融　道男先生がパーキンソン病患者で抗パーキンソン病薬を中断したところ悪性症候群と同じ症状が出現した症例を発表されていたことである(後に英語論文として公表された)。その発表を聞いていたことで悪性症候群と診断できたのか。いずれにせよ，1週間前まで歩いて来院できた患者さんが，1週間後全く反応しない状態になるという病状の急激な変化に驚か

された．その後，数年間悪性症候群の患者に出会うことはなかった．次の出会いは1986年である．県内の総合病院で精神科の常勤医が一人二人とやめ，常勤医が1人になってしまい著者の所属してる医局に医師派遣の依頼があった．最初は，医局から3人で週1日ずつ非常勤として出むいた．その1年後，最後の常勤医も退職したため，著者がその病院に常勤医として出向することになった．120名ほどの患者が入院している閉鎖病棟であった．医局の仲間3人が週1日ずつ応援に来てくれたが，一人でそれらの入院患者と毎日30～40名ほどの外来患者の診療をこなさねばならなかった．地域の要請もあり，月に10人ぐらいの患者を入院させ，同じくらいの患者を退院させるよう努力した．当直日数も月15～20日ぐらいあり忙しかったが，できる限り丁寧に患者を診るように務めた．しかし，一人で担当するには患者数が多すぎ，注意が行き届かなかった．興奮が激しい患者にはECT（有けいれん性）も行ったが，こうした状況のもとでは一人の患者に投与する抗精神病薬の量は従来より多くなっていた．当時，入院患者数に対して配置すべき看護師の数も少なく，患者の精神・身体症状の変化に気づくのは遅れがちになっていた．悪性症候群はひとつの施設で年間1例発生するかどうかという頻度である．しかし，1986年から1988年の3年間で次々と悪性症候群に遭遇することになった．結果として，悪性症候群の自験例が10例ちかくになった．幸運だったことは，直接担当した患者で死亡例はなかったことである．その後，大学にもどり他院から紹介された患者を担当したり，その後異動した出張病院で悪性症候群の患者を診たりし，これまでに悪性症候群と断定できた症例は39例に達している．この経験から，悪性症候群といっても様々な経過，多彩な症状の出現があることを実感した．また，横紋筋融解症，水中毒など悪性症候群と鑑別を有する疾患もある程度経験した．1990年代に入り，悪性症候群に類似した症状を示し投与されていた薬剤が抗うつ薬であり，後にセロトニン症候群の概念に相当する症例にも出くわした．本書はこうした経験がなければ書けなかったものである．

　本書の発刊にあたり，当時直接指導していただいた石黒健夫先生をはじめとして医局の諸先生方の御指導，協力に感謝いたします．本書が研修医に少しでも役立てば幸いです．また，2000年以降悪性症候群の基礎研究は停滞している観は否めません．悪性症候群というとどうしても治療が優先され，研究は後ま

わしになります．現在行い得る最新の研究方法を用いて，悪性症候群の本態に迫る研究が登場することを願ってやみません．新興医学出版社の服部秀夫氏には本書の企画を提案していただき，自由に書かせていただきました．著者の経験がこうした1冊の書籍になることは望外の喜びです．深謝する次第です．

自治医科大学　精神科
西嶋康一

文　献

悪性症候群
1) 安部秀三, 馬場淳臣, 水上勝義, 他：悪性症候群様の症状を呈し, Sjögren 症候群の関与が疑われた1例. 精神医学 38: 643-646, 1996
2) 足立弘明, 陸　重雄, 藤城健一郎, 他：悪性症候群類似の症候を呈した全身こむら返り病の1例. 臨床神経 38: 637-640, 1998
3) Addonizio G, Susman VL, Roth DS: Symptoms of neuroleptic malignant syndrome in 82 consecutive inpatients. Am J Psychiatry 143: 1587-1590, 1986
4) Addonizio G, Susman VL, Roth DS: Neuroleptic malignant syndrome: review and analysis of 115 cases. Biol Psychiatry 22: 1004-1020, 1987
5) Adityanjee, Singh S, Singh G, et al.: Spectrum concept of neuroleptic malignant syndrome. Br J Psychiatry 153: 107-111, 1988
6) Adityanjee, Sajatovic M, Munshi KR: Neuropsychiatric sequelae of neuroleptic malignant syndrome. Clin Neuropharmacol 28: 197-204, 2005
7) 秋元勇治：悪性症候群の診断基準および早期発見・早期診断についての提言. 精神科治療学 9: 1151-1156, 1994
8) Allan RN, White HC: Side effects of parenteral long-acting phenothiazines. BMJ 794: 221, 1972
9) American psychiaric association committee on electroconvulsive therapy: practice of electroconvulsive therapy: recommendations for treatment, training, and privileging, 2nd ed. A task force report of the american psychiatric association. American Psychiatric Association, Washington DC, 2001
10) Amore M, Zazzeri N: Neuroleptic malignant syndrome after neuroleptic discontinuation. Prog Neuropsychopharmacol Biol Psychiatry 19: 1323-1334, 1995
11) Ananth J, Parameswaran S, Gunatilake S, et al.: Neuroleptic malignant syndrome and atypical antipsychotic drugs. J Clin Psychiatry 65: 464-470, 2004
12) Ansseau M, Reynolds CF, Kupfer DJ, et al.: Central dopaminergic and noradrenergic receptor blockade in a patient with neuroleptic malignant syndrome. J Clin Psychiatry 47: 320-321, 1986
13) 青木克哲, 西井　博, 小笠原邦夫, 他：精神分裂病患者38症例の外科周術期管理. 外科 59: 348-352, 1997
14) Azuma H, Negi A, Hattori M, et al.: Neuroleptic malignant syndrome-like state in an epileptic patient with organic brain comorbidity treated with zonisamide and carbamazepine. Epilepsia 48: 1999-2001, 2007
15) Ayd F: Fatal hyperpyrexia during chlorpromazine therapy. J Clin Exper

Psychopath 17: 189-192, 1956
16) Aydin N, Anac E, Caykoylu A, et al.: Neuroleptic malignant syndrome due to citalopram overdose. Can J Psychiatry 45: 941-942, 2000
17) Bambrick M, Wilson D: Recurrent neuroleptic malignant syndrome in a man with mild mental handicap. J Intellect Disabil Res 36: 377-381, 1992
18) Bark NM: Heatstroke in psychiatric patients: two cases and a review. J Clin Psychiatry 43: 377-380, 1982
19) Basil B, Mathews M, Budur K: Methylphenidate-induced neuroleptic malignant syndrome. Prim Care Companion J Clin Psychiatry 8: 47, 2006
20) Berardi D, Amore M, Keck PE Jr, et al.: Clinical and pharmacologic risk factors for neuroleptic malignant syndrome: a case-control study. Biol Psychiatry 44: 748-754, 1998
21) Bottlender R, Jäger M, Hofschuster E, et al.: Neuroleptic malignant syndrome due to atypical neuroleptics: three episodes in one patient. Pharmacopsychiatry 35: 119-121, 2002
22) Burke RE, Fahn S, Mayeux R, et al.: Neuroleptic malignant syndrome caused by dopamine-depleting drugs in a patient with Huntington disease. Neurology 31: 1022-1026, 1981
23) Callaway CW, Clark RF: Hyperthermia in psychostimulant overdose. Ann Emerg Med 24: 68-76, 1994
24) Caroff SN: The neuroleptic malignant syndrome. J Clin Psychiatry 41: 79-83, 1980
25) Caroff SN, Mann SC: Neuroleptic malignant syndrome. Psychopharmacol Bull 24: 25-29, 1988
26) Caroff SN, Mann SC: Neuroleptic malignant syndrome. Med Clin North Am 77: 185-202, 1993
27) Caroff SN, Mann SC, Keck PE: Specific treatment of the neuroleptic malignant syndrome. Biol Psychiatry 44: 378-381, 1998
28) Caroff SN, Mann SC, Campbell C: Atypical antipsychotics and neuroleptic malignant syndrome. Psychiatric Annals 30: 314-321, 2000
29) Catterson ML, Martin RL: Anticholinergic toxicity masquerading as neuroleptic malignant syndrome: a case report and review. Ann Clin Psychiatry 6: 267-269, 1994
30) Chan-Tack KM: Neuroleptic malignant syndrome due to promethadine. South Med J 92: 1017-1018, 1999
31) Chayasirisobhon S, Cullis P, Veeramasuneni RR: Occurrence of neuroleptic malignant syndrome in a narcoleptic patient. Hosp Community Psychiatry 34: 548-50, 1983
32) Chopra MP, Prakash SS, Raguran R: The neuroleptic malignant syndrome: an

indian experience. Compr Psychiatry 40: 19-23, 1999
33) Coons DJ, Hillman FJ, Marshall RW: Treatment of neuroleptic malignant syndrome with dantrolene sodium: a case report. Am J Psychiatry 139: 944-945, 1982
34) Corrigan FM, Coulter F: Neuroleptic malignant syndrome, amitriptyline, and thioridazine. Biol Psychiatry 23: 320-321, 1988
35) Daras M, Kakkouras L, Tuchman AJ, et al.: Rhabdomyolysis and hyperthermia after cocaine abuse: a variant of the neuroleptic malignant syndrome? Acta Neurol Scand 92: 161-165, 1995
36) Delacour JL, Daoudal P, Chapoutot JL, et al.: Traitement du syndrome malin des neuroleptiques par le dantrolène. Nouv Presse Méd 10: 3572-3573, 1981
37) Delay J, Pichot P, Lempériére MT, et al.: Un neuroleptique majeur non phénothiazinique et non réserpinique, l'halopéridol, dans le traitement des psychoses. Ann Med-Psychol 118: 145-152, 1960
38) Delay J, Deniker P: Drug-induced extrapyramidal syndromes. (ed.) by Vinken PJ et al., in Handbook of Clinical Neurology 6: 248-266, Amsterdam, North Holland Publishing Co., 1968
39) Denborough MA, Lovell RRH: Anaesthetic deaths in a family. Lancet 2: 45, 1960
40) Deng MZ, Chen GQ, Phillips MR: Neuroleptic malignant syndrome in 12 of 9,792 Chinese impatients exposed to neuroleptics: a prospective study. Am J Psychiatry 147: 1149-1155, 1990
41) Dening TR, Berrios GE: Potential confusion of neuroleptic malignant syndrome and Wilson's disease. Lancet 8653: 43. 1989
42) De Reuck J, Van Aken J, Van Landegem W, et al.: Positron emission tomographic studies of changes in cerebral blood flow and oxygen metabolism in neuroleptic malignant syndrome. Eur Neurol 31: 1-6, 1991
43) Dettling M, Sander T, Weber M, et al.: Mutation analysis of the ryanodine receptor gene isoform 3 (RYR3) in recurrent neuroleptic malignant syndrome. J Clin Psychopharmacol 24: 471-473, 2004
44) DSM-Ⅳ-TR 高橋三郎, 他(訳), 精神疾患の診断・統計マニュアル. 医学書院, 東京, 2004
45) 江原 嵩, 片山かほる, 姫路 成, 他：悪性症候群における尿中カテコラミン濃度の臨床的意義. 臨床精神医学 17: 229-234, 1989
46) Ehara H, Maegaki Y, Takeshita K: Neuroleptic malignant syndrome and methylphenidate. Pediatr Neurol 19: 299-301, 1998
47) Espelin DE, Done AK : Amphetamine poisoning: effectiveness of chlorpromazine. N Engl J Med 278: 1361-1365, 1968
48) Feibel JH, Shiffer RB: Sympathoadrenomedullary hyperactivity in the neuroleptic malignant syndrome: a case report. Am J Psychiatry 138: 1115-1116, 1981

49) Fraver D: Neuroleptic malignant syndrome induced by atypical antipsychotics. Expert Opin Drug Saf 2: 21-35, 2003
50) Gary NE, Saidi P: Methamphetamine intoxication: a speedy new treatment. Am J Med 64: 537-540, 1978
51) Gelemberg AJ, Bellinghausen B, Wojcik JD, et al.: A prospective survey of neuroleptic malignant syndrome in a short-term psychiatric hospital. Am J Psychiatry 145: 517-518, 1988
52) George AL Jr, Wood CA Jr: Succinylcholine-induced hyperkalemia complicating the neuroleptic malignant syndrome. Ann Intern Med 106: 172, 1987
53) Gertz HJ, Schmidt LG: Low melanin content of substantia nigra in a case of neuroleptic malignant syndrome. Pharmaco psychiatry 24: 93-95, 1991
54) Gupta S, Racaniello AA: Neuroleptic malignant syndrome associated with amoxapine and lithium in an older adult. Ann Clin Psychiatry 12: 107-109, 2000
55) Gurrera RJ, Romero JA: Sympathoadrenomedullary activity in the neuroleptic malignant syndrome. Biol Psychiatry 32: 334-343, 1992
56) Haddow AM, Harris D, Wilson M, et al.: Clomipramine induced neuroleptic malignant syndrome and pyrexia of unknown origin. BMJ 329: 1333-1335, 2004
57) Halman M, Goldbloom DS: Fluoxetine and neuroleptic malignant syndrome. Biol Psychiatry 28: 518-521, 1990
58) 浜副 薫, 狭間秀文 : 精神疾患における SIADH（抗利尿ホルモン分泌異常症候群）. 臨床精神医学 18 : 1363-1371, 1989
59) Hashimoto F, Sherman CB, Jeffery WH: Neuroleptic malignant syndrome and dopaminergic blockade. Arch Intern Med 144: 629-630, 1984
60) Henderson VW, Wooten GF: Neuroleptic malignant syndrome: a pathogenetic role for dopamine recepror blockade? Neurology 31: 132-137, 1981
61) Hermesh H, Aizenberg D, Lapidot M, et al.: Risk of malignant hyperthermia among patients with neuroleptic malignant syndrome and their families. Am J Psychiatry 145: 1431-1434, 1988a
62) Hermesh H, Molcho A, Aizenberg D, et al.: The calcium antagonist nifedipine in recurrent neuroleptic malignant syndrome. Clin Neuropharmacol 11: 552-555, 1988b
63) 平井康夫 : IgE 高値, 高ミオグロビン血症, 髄液中 HVA の変動を伴った syndrome malin の 1 例. 精神医学 26 : 627-632, 1984
64) 平野 均, 田中美和, 開地泰介, 他 : トラベルミンの大量摂取により一過性に悪性症候群様症状を呈した一例. 精神科治療学 10: 803-809, 1995
65) Horn E, Lach B, Lapierre Y, et al.: Hypothalamic pathology in the neuroleptic malignant syndrome. Am J Psychiatry 145: 617-620, 1988
66) Howells R : Neuroleptic malignant syndrome. Don't confuse with anticholinergic

intoxication. BMJ 308: 200-201, 1994
67) 今宿康彦, 北川裕利, 小嶋亜希子, 他：プロポフォール TCI を用いた電気痙攣療法の麻酔経験. 麻酔 57: 889-891, 2008
68) 井上雄一, 松崎太志, 西川真理子, 他：水中毒と悪性症候群の関係について. 精神医学 37: 1063-1070, 1995
69) 入内島伸尚, 斎藤　繁, 守田敏洋：悪性症候群患者に対する電気ショック療法の麻酔経験. 臨床麻酔 23: 1579-1583, 1999
70) Isbister GK, Buckley N : Clomipramine and neuroleptic malignant syndrome. BMJ 330: 790-791, 2005
71) 石井とも子, 小野忠弘, 幡手雄幸, 他：Metoclorapide 投与により発症し, 致死的不整脈出現をみた悪性症候群の1例. 内科 93: 391-395, 2004
72) Itoh H, Ohtsuka N, Ogita K, et al.: Malignant neuroleptic syndrome: its present status in Japan and clinical problems. Folia Psychiatr Neurol Jpn 31: 565-576, 1977
73) 岩淵　潔, 天野直二, 柳下三郎, 他：小脳障害を残遺した向精神薬による悪性症候群 (NMS) の4例—リチウム中毒の問題点に関連して. 精神医学 32: 81-89, 1990
74) Jauss M, Krack P, Franz M, et al.: Imaging of dopamine receptors with ^{123}I-Iodobenzamide single-photon emission-computed tomography in neuroleptic malignant syndrome. Mov Disord 11: 726-728, 1996
75) Jessee SS, Anderson GF: ECT during and after the neuroleptic malignant syndrome: case's report. J Clin Psychiatry 44: 186-187, 1983
76) Kane J, Rifkin A, Quitkin F, et al.: Extrapyramidal side effects with lithium treatment. Am J Psychiatry 135: 851-853, 1978
77) Kapur S, Remington G: Serotonin-dopamine interaction and its relevance to schizophrenia. Am J Psychiatry 153: 466-476, 1996
78) 片山　仁, 西嶋康一, 石黒健夫, 他：運動暴発から rhabdomyolysis, 急性腎不全のエピソードを2度示した精神分裂病の1例. 精神神経誌 97: 934, 1995
79) 加藤匡宏, 山脇成人, 矢野栄一, 他：悪性症候群のモデルラットに関する検討 (1) — veratrine 視床下部注入による体温変化に及ぼす dantrolene の効果—. 麻酔と蘇生 24: 179-185, 1988
80) Kato D, Kawanishi C, Kishida I, et al.: Effects of CYP2D6 polymorphisms on neuroleptic malignant syndrome. Eur J Clin Pharmacol 63: 991-996, 2007
81) Kato N, Asakura Y, Mizutani M, et al.: Anesthetic management of electroconvulsive therapy with a known history of neuroleptic malignant syndrome. J Anesth 21: 527-528, 2007
82) Keck PE Jr, Pope HG Jr, Cohen BM, et al.: Risk factors for neuroleptic malignant syndrome: a case-control study. Arch Gen Psychiatry 46: 914-918, 1989
83) Keck PE Jr, Seeler DC, Pope HG Jr, et al.: Porcine stress syndrome: an animal

model for the neuroleptic malignant syndrome? Biol Psychiatry 28: 58-62, 1990
84) Keck PE Jr, McElroy SL, Pope HG Jr: Epidemiology of neuroleptic malignant syndrome. Psychiatric Annals 21: 148-151, 1991
85) 菊地博達: 悪性高熱症と悪性症候群—類似性と相違点. 医学のあゆみ 142: 914-916, 1987
86) Kish SJ, Kleinert R, Minauf M, et al.: Brain neurotransmitter changes in three patients who had a fatal hyperthermia syndrome. Am J Psychiatry 147: 1358-1363, 1990
87) Kishida I, Kawanishi C, Furuno T, et al.: Association in Japanease patients between neuroleptic malignant syndrome and functional polymorphisms of the dopamine D2 receptor gene. Mol Psychiatry 9: 293-298, 2004
88) Konagaya M, Goto Y, Matsuoka Y, et al.: Neuroleptic malignant syndrome-like condition in multiple system atrophy. J Neurol Neurosurg Psychiatry 63: 120-121, 1997
89) Kornhuber J, Weller M: Neuroleptic malignant syndrome. Current Opinion in Neurology 7: 353-357, 1994
90) Kosten TR, Kleber HD: Sudden death in cocaine abusers: relation to neuroleptic malignant syndrome. Lancet 8543: 1198-1199, 1987
91) 小山 司, 松原良次, 井上 猛, 他: 悪性症候群の病態モデル. 脳と精神の医学 2: 465-469, 1991
92) Kurlan R, Hamill R, Shoulson I: Neuroleptic malignant syndrome. Clin Neuropharmacol 7: 109-120, 1984
93) 楠野泰之, 早川浩, 森川龍一, 他: 水中毒を契機に悪性症候群を発症した2症例の検討. 臨床精神医学 26: 899-904, 1997
94) Langlow JR, Alarcon RD: Trimipramine-induced neuroleptic malignant syndrome after transient psychogenic polydipsia in one patient. J Clin Psychiatry 50: 144-145, 1989
95) Lavie CJ, Ventura HO, Walker G: Neuroleptic malignant syndrome: three episodes with different drugs. South Med J 79: 1571-1573, 1986
96) Lazarus A, Mann SC, Caroff SN: Neuroleptic related heat stroke. In; The neuroleptic malignant syndrome and related conditions, American Psychiatric Press, Washington DC, p57-81, 1989
97) Levenson JL: Neuroleptic malignant syndrome. Am J Psychiatry 142: 1137-1145, 1885
98) Lew T, Tollefson G: Chlorpromazine induced neuroleptic malignant syndrome and its response to diazepam. Biol Psychiatry 18: 1441-1446, 1983
99) Madakasira S: Amoxapine-induced neuroleptic malignant syndrome. DICP 23: 50-51, 1989

100）松林里絵, 八木皓一, 田邊　等：パーキンソン病と血清 creatine kinase の上昇—悪性症候群との関連について—. 臨床神経 36: 935-939, 1996
101）Matsumoto T, Kawanishi C, Isojima D, et al.: Neuroleptic malignant syndrome induced by donepezil. Int J Neuropsychopharmacol 7: 101-103, 2004
102）McKeith I, Fairbairn A, Perry R, et al.: Neuroleptic sensitivity in patients with senile dementia of Lewy body type. BMJ 305: 673-678, 1992
103）Meltzer HY: Rigidity, hyperpyrexia and coma following fluphenazine enanthate. Psychopharmacologia (Berl.) 29: 337-346, 1973
104）宮本　環, 築島　健, 榊原　聡, 他：横紋筋融解症を来した非精神分裂病の4症例. 精神医学 39: 945-951, 1997
105）Miyatake R, Iwahashi K, Matsushita M, et al.: No association between the neuroleptic malignant syndrome and mutation in the RYR 1 gene associated malignant hyperthermia. J Neurol Sci 143: 161-165, 1996
106）水田朱美, 飯田順三, 大澤弘吉, 他：経過中膵型アミラーゼの上昇を伴った悪性症候群の1例. 精神医学 40: 1115-1117, 1998
107）Montoya A, Ocampo M, Torres-Ruiz A: Neuroleptic malignant syndrome in Mexico. Can J Clin Pharmacol 10: 111-113, 2003
108）Moyes DG: Malignant hyperpyrexia caused by trimeprazine. Br J Anaesth 45: 1163-1164, 1973
109）Mueller PS, Vester JW, Fermaglich J: Neuroleptic malignant syndrome: successful treatment with bromocriptine. JAMA 249: 386-388, 1983
110）Mueller PD, Korey WS: Death by "ecstasy": the serotonin syndrome? Ann Emerg Med 32: 377-380, 1998
111）向田圭子：悪性高熱症. 臨床麻酔 29（増）: 369-380, 2005
112）Murata M: Novel therapeutic effects of the anti-convulsant, Zonisamide, on Parkinson's disease. Curr Pharm Des 10: 687-693, 2004
113）長友医継, 渡辺雅子, 滝川守国：Choreo-athetosis 様不随意運動を伴った悪性症候群の1例. 精神医学 26: 766-768, 1984
114）中野健司, 田中　亮, 加納康彦：悪性高熱症病態モデルブタの育成と小型化について. 麻酔と蘇生 26 巻別冊: 95-99, 1991
115）Nesemann M, Michels JT, Pollei SR: Neuroleptic malignant syndrome. WMJ 83: 12-14, 1984
116）日本医薬品集 医薬品, 2010 年度版, じほう, 東京
117）西嶋康一, 石黒健夫, 加藤　敏：抗パーキンソン剤, 三環系抗うつ剤, 抗精神病薬の中断を契機に発症した悪性症候群の1例—髄液中モノアミンとその代謝産物の測定値の検討を中心に—. 臨床精神医学 14: 1845-1854, 1985
118）西嶋康一, 石黒健夫：悪性症候群の臨床経過と髄液モノアミン動態—典型例9例と軽症例5例の検討—. 精神神経誌 91: 429-456, 1989a

119) 西嶋康一：精神科疾患と横紋筋融解症—自験5症例の検討を中心として—. 臨床精神医学 18: 1533-1541, 1989b
120) Nisijima K, Ishiguro T: Neuroleptic malignant syndrome: a study of CSF monoamine metabolism. Biol Psychiatry 27: 280-288, 1990
121) Nisijima K, Ishiguro T: Does dantrolene influence central dopamine and serotonin metabolism in the neuroleptic malignant syndrome? : a retrospective study. Biol Psychiatry 33: 45-48, 1993
122) 西嶋康一, 関口清, 石黒健夫, 他：水中毒から悪性症候群様状態を示した接枝分裂病の1例. 精神医学 36: 721-728, 1994
123) Nisijima K, Matoba M, Ishiguro T: Single photon emission computed tomography with ^{123}I-IMP in three cases of the neuroleptic malignant syndrome. Neuroradiology 36: 281-284, 1994
124) Nisijima K, Ishiguro T.: Cerebrospinal fluid levels of monoamine metabolites and gamma-aminobutyric acid in neuroleptic malignant syndrome. J Psychiatr Res 29: 233-244, 1995
125) Nisijima K, Oyafuso K, Shimada T, et al.: Cerebrospinal fluid monoamine metabolism in a case of neuroleptic malignant syndrome improved by electroconvulsive therapy. Biol Psychiatry 39: 383-386, 1996
126) Nisijima K, Noguti M, Ishiguro T: Intravenous injection of Levodopa is more effective than dantrolene as therapy for neuroleptic malignant syndrome. Biol Psychiatry 41:913-914, 1997
127) 西嶋康一：リスペリドンによる悪性症候群—ダントロレンでは十分な効果が得られずL-ドーパ静脈投与で改善した一例. 精神科ケースライブラリーIX, 精神科領域の症候群, 中山書店, pp277-286, 東京, 1998
128) Nisijima K, Ishiguro T: Electroconvulsive therapy for the treatment of neuroleptic malignant syndrome. J ECT 15: 158-163, 1999
129) 西嶋康一：(向精神薬を服用中の患者が) グッタリとして, 顔面蒼白であるが高熱を発している (悪性症候群). 精神科治療学増刊 18: 63-68, 2003
130) Nisijima K, Shioda K, Iwamura T: Neuroleptic malignant syndrome and serotonin syndrome. Prog Brain Res 162 : 81-104, 2007
131) 西村　浩, 鹿島直之：Paroxetine 単剤による悪性症候群と考えられた1例. 精神神経誌 106: 723-726, 2004
132) 西山　隆, 小林裕之, 白川洋一：悪性症候群と誤診された有機リン中毒の1症例. 救急医学 16: 1654-1655, 1992
133) 野口正行, 辻　恵介, 阿部隆明, 他：多彩な不随意運動と髄液の蛋白細胞解離を呈し, L-dopa が著効した悪性症候群の1症例. 臨床精神医学 28: 165-174, 1999
134) 野倉一也, 稲垣俊明, 三竹重久, 他：L-dopa 大量持続静脈内投与によるパーキンソン病患者の術後管理. 神経内科 35: 516-521, 1991

135) Ohkoshi N, Satoh D, Nishi M, et al.: Neuroleptic malignant-like syndrome due to donepezil and maprotiline. Neurology 60: 1050-1051, 2003
136) 大塚宣夫, 古賀良彦, 斉藤昌治, 他：Neuroleptica による syndrome malin について. 臨床精神医学 3: 961-973, 1974
137) Otani K, Hariuchi M, Kondo T, et al.: Is the predisposition to neuroleptic malignant syndrome genetically transmitted? Br J Psychiatry 158: 850-853, 1991
138) Parada MA, de Parada MP, Rada P, et al.: Sulpiride increases and dopamine decreases intracranial temperature in rats when injected in the lateral hypothalamus: an animal model for the neuroleptic malignant syndrome? Brain Res 674: 117-121, 1995
139) Park-Matsumoto YC, Tazawa T: Neuroleptic malignant syndrome associated with diphenhydramine and diprophyllin overdose in a depressed patient. J Neurol Sci 162: 108-109, 1999
140) Pope HG, Keck PE, McElroy SL: Frequency and presentation of neuroleptic malignant syndrome in a large psychiatric hospital. Am J Psychiatry 143: 1227-1233, 1986
141) Preston J: Central nervous system reactions to small doses of tranquillizers: report of one death. Am Pract Dig Treat 10: 627-630, 1959
142) Rosebush P, Stewart T: A prospective analysis of 24 episodes of neuroleptic malignant syndrome. Am J Psychiatry 146: 717-725, 1989a
143) Rosebush PI, Stewart TD, Gelenberg AJ: Twenty neuroleptic rechallenges after neuroleptic malignant syndrome in 15 patients. J Clin Psychiatry 50: 295-298, 1989b
144) Rosebush PI, Mazurek MF: Serum iron and neuroleptic malignant syndrome. Lancet 338: 149-151, 1991
145) Rosenberg MR, Green M: Neuroleptic malignant syndrome: review of response to therapy. Arch Intern Med 149: 1927-1931, 1989
146) Sachdev P, Kruk J, Kneebone M, et al.: Clozapine-induced neuroleptic malignant syndrome: Review and report. J Clin Psychopharmacol 15: 365-371, 1995
147) Sachdev PS: A rating scale for neuroleptic malignant syndrome. Psychiatry Res 135: 249-256, 2005
148) Sato Y, Asoh T, Metoki N, et al.: Efficacy of methylprednisolone pulse therapy on neuroleptic malignant syndrome in Parkinson's disease. J Neurol Neurosurg Psyciatry 74: 574-576, 2003
149) 脊戸山景子, 平田孝夫, 佐伯　仁, 他：悪性症候群の既往患者に対しての修正型電気痙攣療法の麻酔経験. 麻酔 58：633-636, 2009
150) Shalev A, Munitz H: The neuroleptic malignant syndrome: agent and host interaction. Acta Psychiatr Scand 73: 337-347, 1986

151) Shalev A, Hermesh H, Munitz H: The role of external heat load in triggering the neuroleptic malignant syndrome. Am J Psychiatry 145: 110-111, 1988
152) Shalev A, Hermesh H, Munitz H: Mortality from neuroleptic malignant syndrome. J Clin Psychiatry 50: 18-25, 1989
153) Shiloh R, Valevski A, Bodinger L, et al.: Precautionary measures reduce risk of definite neuroleptic malignant syndrome in newly typical neuroleptic-treated schizophrenia inpatients. International Clin Psychopharmacol 18: 147-149, 2003
154) 塩田勝利, 西嶋康一：精神科リエゾンガイドライン―低ナトリウム血症, 水中毒, SIADH. 精神科治療学 19 (増刊); 289-294, 2004
155) Shioda K, Nisijima K, Yoshino T, et al.: Risperidone attenuates and reverses hyperthermia induced by 3,4-methylenedioxymethamphetamine (MDMA) in rats. Neurotoxicology 29: 1030-1036, 2008
156) Shopsin B, Gershon S: Cogwheel rigidity related to lithium maintenance. Am J Psychiatry 132: 536-538, 1975
157) Spirt MJ, Chan W, Thieberg M, et al.: Neuroleptic malignant syndrome induced by domperidone. Dig Dig Sci 37: 946-948, 1992
158) Spivak B, Weizman A, Wolovick L, et al.: Neuroleptic malignant syndrome during abrupt reduction of neuroleptic treatment. Acta Psychiatr Scand 81: 168-169, 1990
159) Spivak B, Maline DI, Vered Y, et al.: Prospective evaluation of circulatory levels of catecholamines and serotonin in neuroleptic malignant syndrome. Acta Psychiatr Scand 102: 226-230, 2000a
160) Spivak B, Maline DI, Kozyrev VN, et al.: Frequency of neuroleptic malignant syndrome in a large psychiatric hospital in Moscow. Eur Psychiatry 15: 330-333, 2000b
161) Stevens DL: Association between selective serotonin-reuptake inhibitors, second-generation antipsychotics, and neuroleptic malignant syndrome. Ann Pharmacother 42: 1290-1297, 2008
162) Stübner S, Rustenbeck E, Grohmann R, et al.: Severe and uncommon involuntary movement disorder due to psychiatric drugs. Pharmacopsychiatry 37 (suppl 1): s54-s64, 2004
163) Susman VL, Addonizio G: Reinduction of neuroleptic malignant syndrome by lithium. J Clin Psychopharmacol 7: 339-341, 1987
164) Susman VL, Addonizio G: Recurrence of neuroleptic malignant syndrome. J Nerv Ment Dis 176: 234-241, 1988
165) Suzuki A, Kondo T, Otani K, et al.: Association of the TaqI A polymorohism of the dopamine D_2 receptor gene with predisposition to neuroleptic malignant syndrome. Am J Psychiatry 158: 1714-1716, 2001
166) 高橋直子, 清水光恵, 西嶋康一, 他：横紋筋融解症を合併した急性水中毒の2症例.

精神科治療学 11: 391-395, 1996
167) 高塩　洋, 中沢堅次, 藤田博久: Fluphenazine enanthate による悪性症候群の1症例. 精神医学 28: 942-945, 1986
168) 竹内潤一, 西川　徹, 融　道男: 治療困難な抗精神病薬の副作用の発現機序に関する研究. 精神薬療基金年報 21: 290-294, 1990
169) Takubo H, Harada T, Hashimoto T, et al.: A collaborative study on the malignant syndrome in Parkinson's disease and related disorders. Parkinsonism Relat Disord 9: s53-s41, 2003
170) 田中雅子, 田中隆穂, 堀田秀文, 他: 抗精神病薬が熱中症を増悪したと考えられる躁うつ病の1例. 麻酔と蘇生 31 別冊（悪性高熱研究の進歩 18）: 31-34, 1995
171) 田村みずほ, 小原圭司, 本井ゆみ子, 他: 臭化ジスチグミン（ウブレチド）投与によりコリン作動性クリーゼを生じた1例. 精神医学 42: 424-425, 2000
172) 谷口典男, 籠本孝雄, 松本秀典, 他: 夏季の外来通院中に悪性症候群を発症し DIC, 急性腎不全を合併した3症例: DIC 合併条件についての考察. 精神医学 34: 1209-1216, 1992
173) Tanii H, Taniguchi N, Niigawa H, et al.: Development of an animal model for neuroleptic malignant syndrome: heat-exposed rabbits with haloperidol and atropine administration exhibit increased muscle activity, hyperthermia, and high serum creatine phosphokinase level. Brain Res 743: 263-270, 1996
174) Taylor NE, Schwartz HI: Neuroleptic malignant syndrome following amoxapine overdose. J Nerv Ment Dis 176: 249-251, 1988
175) Tomson CR: Neuroleptic malignant syndrome associated with inappropriate antidiuresis and psychogenic polydipsia. BMJ 292: 171, 1986
176) Toru M, Matsuda O, Makiguchi K, et al.: Neuroleptic malignant syndrome-like state following a withdrawal of antiparkinsonian drugs. J Nerv Ment Dis 169: 324-327, 1981
177) 東里兼充, 稲垣智一, 藤森英之, 他: 精神科救急における Rhabdomyolysis ―高 CPK 血症と急性腎不全―. 精神医学 32: 881-889, 1990
178) Trollor JN, Sachdev PS: Electroconvulsive treatment of neuroleptic malignant syndrome: a review and report of cases. Aust N Z J Psychiatry 33: 650-659, 1999
179) Trollor JN, Chen X, Sachdev PS: Neuroleptic malignant syndrome associated with atypical antipsychotic drugs. CNS Drugs 23: 477-492, 2009
180) Turner E, Reddy H: Iron in neuroleptic malignant syndrome. Lancet 338: 820, 1991
181) Ueda M, Hamamoto M, Nagayama H, et al.: Biochemical alterations during medication withdrawal in Parkinson's disease with and without neuroleptic malignant-like syndrome. J Neurol Neurosurg Psychiatry 71: 111-113, 2001
182) Védrinne J, Schott B, Chanoit P: Les hyperthermies liées à l'administration des

neuroleptiques. In Lambert PA ed. Actualités de théraptiques psychiatriques. 2e série. Paris, Masson et Cie, 1967（木下 潤：抗精神病薬の使い方と随伴症状. P79, 吉富製薬株式会社, 1979）

183) Velamoor VR, Norman RMG, Caroff SN, et al.: Progression of symptoms in neuroleptic malignant syndrome. J Nerv Ment Dis 182: 168-173, 1994

184) Verghese C, de Leon J, Simpson GM: Neuroendocrine factors influencing polydipsia in psychiatric patients: an hypothesis. Neuropsychopharmacology 9: 157-66, 1993

185) Viejo LF, Morales V, Puñal P, et al.: Risk factors in neuroleptic malignant syndrome. A case-control study. Acta Psychiatr Scand 107: 45-49, 2003

186) Weinberger DR, Kelly MJ: Catatonia and malignant syndrome: a possible complication of neuroleptic administration. J Nerv Ment Dis 165: 263-268, 1977

187) Weller M, Kornhuber J: Clozapine rechallenge after an episode of neuroleptic malignant syndrome. Br J Psychiatry 161: 855-856, 1992

188) 山本朗, 大家尚文, 井谷隆典, 他：夏季に発症した悪性症候群の2例. 精神医学 43: 551-553, 2001

189) Yamawaki S, Lai H, Horita A: Dopaminergic and serotonergic mechanisms of thermoregulation: medication of thermal effect of apomorphine and dopamine. J Pharmacol Exp Ther 227: 383-388, 1983

190) 山脇成人：悪性症候群の病態に関する考察— dantrolene が有効であった3例から—. 精神科治療学 1: 413-422, 1986

191) Yamawaki S, Yanagawa K, Morio M, et al.: Possible central effect of dantrolene sodium in neuroleptic malignant syndrome. J Clin Psychopharmacol 6: 378-379, 1986

192) 矢野栄一, 山脇成人：わが国における悪性症候群の疫学. 臨床精神医学 18: 465-471, 1989

193) 山脇成人, 加藤匡宏, 矢野栄一, 他：悪性症候群の動物モデル—視床下部細胞内カルシウム異常仮説—. 脳と精神の医学 2: 459-464, 1991

194) 山脇成人, 盛生倫夫, 風祭 元, 他：ダントロレンナトリウムの悪性症候群に対する有用性および投与方法に関する検討. 基礎と臨床 27: 1045-1066, 1993

195) 行岡秀和：熱中症. p777-786, 龍村俊樹編：救急医療カラーアトラス. 医薬ジャーナル社, 2001, 東京

196) Ziegenbein M, Kropp S, Hillemacher T, et al.: Genetic predispostion of neuroleptic malignant syndrome in siblings. Ann Pharmacother 40: 574-575, 2006

セロトニン症候群

197) Attar-Herzberg D, Apel A, Gang N, et al.: The serotonin syndrome: initial misdiagnosis. Isr Med Assoc J 11: 367-370, 2009

198) Bhanji NH: Serotonin syndrome following low-dose sertraline. Can J Psychiatry 45: 936-937, 2000
199) Beaumont G: Drug interactions with clomipramine (Anafranil). J Int Med Res 1: 480-484, 1973
200) Bergeron L, Boule M, Perreault S: Serotonin toxicity associated with concomitant use of linezolid. Ann Pharmacother 39: 956-961, 2005
201) Boddy R, Ali R, Dowsett R: Use of sublingual olanzapine in serotonin syndrome. J Toxicol Clin Toxicol 42: 725, 2004
202) Boyer ED, Shannon M: The serotinin syndrome. N Engl J Med 352: 1112-1120, 2005
203) Bucaretchi F, de Capitani EM. Mello SM, Lanaro R, et al.: Serotonin syndrome following sibutramine poisoning in a child, with sequential quantification of sibutramine and its primary and secondary amine metabolites in plasma. Clin Toxicol 47: 598-6001, 2009
204) Cremniter D, Jamain S, Kollenbach K, et al.: CSF 5-HIAA levels are lower in impulsive as compared to nonimpulsive violent suicide attempters and control subjects. Biol Psychiatry 45: 1572-1579, 1999
205) Dannawi M: Possible serotonin syndrome after combination of buspirone and St John's Wort. J Psychopharmacol 16: 401, 2002
206) Done CJG, Sharp T. Biochemical evidence for the regulation of central noradrenergic activity by 5-HT1A and 5-HT2 receptors: microdialysis studies in the awake and anaesthetized rat. Neuropharmacology 33: 411-421, 1994
207) Ebert D, Albert R, May A, et al.: The serotonin syndrome and psychosis-like side effects of fluvoxamine in clinical use: an estimation of incidence. Eur Neuropsychopharmacol 7: 71-74, 1997
208) Fink M: Toxic setotonin syndrome or neuroleptic malignant syndrome? Pharmacopsychiatry, 29: 159-161, 1996
209) Frank C: Recognition and treatment of serotonin syndrome. Can Fam Physician 54: 988-992, 2008
210) Gardner DM, Lynd LD: Sumatriputan contraindications and the serotonin syndrome. Ann Pharmacother 32: 33-38, 1998
211) Geracioti TD, Loosen PT, Ekhator NN, et al.: Uncoupling of serotonergic and noradrenergic systems in depression: preliminary evidence from continuous cerebrospinal fluid sampling. Depress Anxiety 6: 89-94, 1997
212) Gillman PK: The serotonin syndrome and its treatment. J Psychopharmacol 13: 100-109, 1999
213) Gillman PK: Monoanine oxidase inhibitors, opioid analgesics and serotonin toxicity. Br J Anaesth 95: 434-441, 2005

214) Gobert A, Millan MJ.: Serotonin (5-HT)2A receptor activation enhances dialysate levels of dopamine and noradrenaline, but not 5-HT, in the frontal cortex of freely-moving rats. Neuropharmacology 38: 315-317, 1999
215) Grahame-Smith DG: Inhibitory effect of chlorpromazine on the syndrome of hyperactivity produced by L-tryptophan or 5-methyoxy-N, N-dimethyltryptamine in rats treated with a monoamine oxidase inhibitor. Br J Pharmacol 43: 856-864, 1971
216) Graudins A, Stearman A, Chan B: Treatment of the serotonin syndrome with cyproheptadine. J Emerg Med 16: 615-619, 1998
217) Hegerl U, Bottlender R, Gallinat J, et al.: The serotonin syndrome scale: first results on validity. Eur Arch Psychiatry Clin Neurosci 248: 96-103, 1998
218) Hernández JL, Ramos FJ, Infante J, et al.: Severe serotonin syndrome induced by mirtazapine monotherapy. Ann Pharmacother 36: 641-643, 2002
219) Hilton SE, Maradit H, Möller HJ: Serotonin syndrome and drug combinations: focus on MAOI and RIMA. Eur Arch Psychiatry Clin Neurosci 247: 113-119, 1997
220) Hoes MJ, Zeijpveid JH: Mirtazapine as treatment for serotonin syndrome. Pharmacopsychiatry 29: 81, 1996
221) Huang V, Gortney JS: Risk of serotonin syndrome with concomitant administration of linezolid and serotonin agonists. Pharmacotherapy 26: 1784-1793, 2006
222) 藤野泰祐, 坪井義夫, 下地栄壮, 他:急性抗うつ薬中毒後の進行性小脳萎縮. 臨床神経学 40: 1033-1037, 2000
223) Insel TR, Roy BF, Cohen RM, et al.: Possible development of the serotonin syndrome in man. Am J Psychiatry 139: 954-955, 1982
224) Isbister GK, Bowe SJ, Dawson A, et al.: Relative toxicity of selective serotonin reuptake inhibitors (SSRIs) in overdose. J Toxicol Clin Toxicol 42: 277-285, 2004
225) Isbister GK, Buckly NA: The pathophysiology of serotonin toxicity in animals and humans-implications for diagnosis and treatment. Clin Neuropharmacol 28: 205-214, 2005
226) Jacobs BL: An animal behavior model for studying central serotonergic synapses. Life Sci 19:777-786, 1976
227) Janssen PAJ, Awouters FHL: Is it possible to predict the clinical effects of neuroleptics from animal data? Part V: From haloperidol and pipamperone to risperidone. Arzneimittelforshung 44: 269-277, 1994
228) Jones D, Story DA: Serotonin syndrome and the anaesthetist. Anaesth Intensive Care 33: 181-187, 2005
229) John L, Perreault MM, Tao T, et al.: Serotonin syndrome associated with nefazodone and paroxetine. Ann Emerg Med 29: 287-289, 1997
230) 神庭重信:Advanced Psychiatry: 脳と心の精神医学. p173. 金芳堂, 東京, 2007

231) 兼田康宏, 大森哲郎, Ulrich Hegerl: The serotonin syndrome scale 日本語版 (JSSS). 脳神経 52: 507-510, 2000
232) Kaufman KR, Levitt MJ, Schiltz JF, et al.: Neuroleptic malignant syndrome and serotonin syndrome in the critical care setting: case analysis. Ann Clin Psychiatry 18: 201-204, 2006
233) 小島秀幹, 寺尾 岳, 吉村玲児, 他: クロミプラミンとリチウムの併用中にセロトニン症候群の出現, 遷延化をみた1症例. 精神神経誌 96: 239-240, 1994
234) Keltner N: Serotonin syndrome: a case of fatal SSRI/MAOI interaction. Perspect Psychiatr Care 30: 26-31, 1994
235) Klassen T, Ho Pian KL, Westenberg HGM, et al.: Serotonin syndrome after challenge with the 5-HT agonist meta-chlorophenylpiperazine. Psychiatry Res 79: 207-212, 1998
236) Kline SS, Mauro LS, Scala-Barnett DM, et al.: Serotonin syndrome versus neuroleptic malignant syndrome as a cause of death. Clin Pharmacy 8: 510-514, 1989
237) Lavery S, Ravi H, McDaniel WW, et al.: Linezolid and serotonin syndrome. Psychosomatics 42: 432-434, 2000
238) Mackay FJ, Dunn NR, Mann RD: Antidepressants and the serotonin syndrome in general practice. Br J Gen Pract 49: 871-874, 1999
239) Mann SC, Caroff SN, Keck Jr PE, et al.: Serotonin syndrome. p.75-92. Neuroleptic malignant syndrome and related conditions. American Psychiatric Publishing, Inc. Wahshington, DC, 2003
240) Manos GH: Possible serotonin syndrome associated with buspirone added to fluoxetine. Ann Pharmacother 34: 871-874, 2000
241) Mason PJ, Morris VA, Balcezak TJ: Serotonin syndrome: presentation of 2 cases and review of the literature. Medicine 79: 201-209, 2000
242) Mazzola Pomietto P, Aulakh CS, Wozniak KM, et al.: Evidence that 1-(2,5-dimethyoxy-4-iodophenyl)-2-amino-propane (DOI)-induced hyperthermia in rats is mediated by stimulation of 5-HT_{2A} receptor. Psychopharmacology (Berl) 117: 193-199, 1995
243) McDaniel WW: Serotonin syndrome: early management with cyproheptadine. Ann Pharmacother 35: 870-873, 2001
244) Mills KC: Serotonin syndrome. Am Family Physician 52: 1475-1482, 1995
245) Mills KC: Serotonin syndrome. Crit Care Clin 13: 763-783, 1997
246) Mitchell RS: Fatal toxic encephalitis occurring during iproniazid therapy in pulmonary tuberculosis. Ann Intern Med 42: 417-424, 1955
247) 西嶋康一, 清水光恵, 阿部隆明, 他: セロトニン症候群と考えられた2症例―悪性症候群との鑑別を中心に―. 精神医学 38: 1035-1041, 1996
248) Nisijima K, Yoshino T, Ishiguro T: Risperidone counteracts lethality in an animal

model of the serotonin syndrome. Psychopharmacology (Berl) 150: 9-14, 2000
249) Nisijima K, Yoshino T, Yui K, et al.: Potent serotonin (5-HT)2A receptor antagonists completely prevent the developement of hyperthermia in an animal model of the 5-HT syndrome. Brain Res 890: 23-31, 2001
250) 西嶋康一, 高野謙二, 加藤敏: シプロヘプタジンとクロナゼパムの投与により改善したセロトニン症候群の1例. 精神医学 44: 765-767, 2002
251) Nisijima K, Nibuya M, Sugiyama H: Abnormal CSF monoamine metabolism in 5-HT syndrome. J Clin Psychophamacol 23: 528-531, 2003a
252) Nisijima K, Shioda K, Yoshino T, et al.: Diazepam and chlormethiazole attenuate the development of hyperthermia in an animal model of the serotonin syndrome. Neurochem Int 43: 155-164, 2003b
253) Nisijima K, Shioda K, Yoshino T, et al.: Memantine, an NMDA antagonist, prevents the development of hyperthermia in an animal model of the serotonin syndrome. Pharmacopsychiatry 37: 57-62, 2004
254) Oates JA, Sjoerdsma A: Neurologic effects of tryptophan in patients receiving a monoamine oxidase inhibitor. Neurology 10: 1076-1078, 1960
255) O'Connell MT, Sarna GS, Curzon G: Evidence for postsynaptic medication of the hypothermic effect of 5-HT1A receptor activation. Br J Pharmacol 106: 603-609, 1992
256) 小川次弘, 松岡孝裕, 平田吾一, 他: セロトニン症候群遷延例における risperidone の使用経験—セロトニン症候群治療薬としての可能性について. 臨床精神薬学 10: 111-117, 2007
257) Pan JJ, Shen WW: Serotonin syndrome induced by low-dose venlafaxine. Ann Pharmacother 37: 209-211, 2003
258) Papp C, Benaim S: Toxic effects of iproniazid in a patient with angina. BMJ 2: 1070-1071, 1958
259) Parrott AC: Recreational ecstasy/MDMA, the serotonin syndrome, and serotonergic neurotoxicity. Pharmacol Biochem Behav 71: 837-844, 2002
260) Post RM, Lake CR, Jimerson DC, et al.: Cerebrospinal fluid norepinephrine in affective illness. Am J Psychiaatry 135: 907-912, 1978
261) Placidi GP, Oquendo MA, Malone KM, et al.: Agressivity, suicide attempts, and depression: relationship to cerebrospinal fluid monoamine metabolite levels. Biol Psychiatry 50: 783-791, 2001
262) Radomski JW, Dursun SM, Reveley MA, et al.: An exploratory approach to the serotonin syndrome: an update of clinical phenomenology and revised diagnostic criteria. Med Hypotheses 55: 218-224, 2000
263) Sallee FR, DeVane CL, Ferrell RE: Fluoxetine-related death in a child with cytochrome P-450 2D6 genetic deficiency. J Child Adolesc Psychopharmacol. 10:

27-34, 2000
264) Sandyk R: L-dopa induced "serotonin syndrome" in a Parkinsonian patient on bromocriptine. J Clin Psychopharmacol 6: 194-195, 1986
265) 笹川嘉久, 松山哲晃, 佐々木史, 他：常用量の trazodone によりセロトニン症候群を呈した躁うつ病の1例—脳萎縮・梗塞の関与. 精神医学 41: 727-732, 1999
266) 佐々木一郎, 稙吉條太郎, 土山幸之助, 他：Clomipramine 単一投与中のセロトニン症候群. 精神医学 38: 727-731, 1996
267) Sato A, Okura Y, Minagawa S, et al.: Life-threating serotonin syndrome in a patient with chronic heart failure and CYP2D6*1/*5. Mayo Clin Proc 79: 1444-1448, 2004
268) Silins E, Copeland J, Dillon P: Qualitative review of serotonin syndrome, ecstasy (MDMA) and the use of other serotonergic substances: hierarchy of risk. Aust N Z J Psychiatry 41: 649-655, 2007
269) Smith B, Prockop DJ: Central nervous system effects of ingestion of L-tryptophan by normal subjects. N Engl J Med 267: 1338-1341, 1962
270) Snider SR, Hutt C, Stein B, et al.: Increase in brain serotonin produced by bromocriptine. Neurosci Lett 1: 237-241, 1975
271) Sternbach H: The serotonin syndrome. Am J Psychiatry 148:705-713, 1991
272) 田村直俊, 中里良彦, 山元敏正, 他：クエン酸タンドスピロンの単独内服後に生じたセロトニン症候群. 臨床神経学 42: 892-894, 2002
273) Tomaselli G, Modestin J: Repetition of serotonin syndrome after reexposure to SSRI: a case report. Pharmacopsychiatry 37: 239-240, 2004
274) Tricklebank MD, Forler C, Fozard JR: The involvement of subtypes of the 5-HT₁ receptor and of catecholaminergic systems in the behavioural response to 8-hydroxy-2-(DI-n-propylamino)tetralin in the rat. Eur J Pharmacol 106: 271-282, 1985
275) Turedi S, Eraydin I, Gunduz A, et al.: First time, low dose citalopram use-related serotonin syndrome. Neurotoxicology 28: 1272-1274, 2007
276) Veith RC, Lewis N, Langohr JI, et al.: Effect of desipramine on cerebrospinal fluid concentrations of cortiotropin-releasing factor in human subjects. Psychiatry Res 46: 1-8, 1993
277) Verrilli MR, Salanga VD, Kozachuk WE, et al.: Phenelzine toxicity responsive to dantrolene. Neurology 37: 865-867, 1987
278) Voirol P, Hodel PF, Zullino D, et al.: Serotonin syndrome after small doses of citalopram or sertraline. J Clin Psychopharmacol 20: 713-714, 2000
279) Wanzel RG, Tepper S, Korab WE, et al.: Serotonin syndrome risks when combining SSRI/SNRI drugs and triptans: is the FDA's alert warranted? Ann Pharmacother 42: 1692-1696, 2008

280) 安田和幸, 篠原学, 碓氷章, 他：Paroxetine および lithium を投与中に尿路感染が契機となってセロトニン症候群を呈した難治性うつ病の1例. 精神科 7: 75-79, 2005

悪性緊張病

281) Boyarsky BK, Fuller M, Early T: Malignant catatonia-induced respiratoty failure with response to ECT. J ECT 15: 232-236, 1999
282) Carroll BT, Taylor RE: The nondichotomy between lethal catatonia and neuroleptic malignant syndrome. J Clin Psychopharmacol 17: 235-236, 1997
283) Cassidy EM, O'Brien M, Osman MF, et al.: Lethal catatonia responding to high-dose olanzapine therapy. J Psychopharmacol 15: 302-304, 2001
284) Castillo E, Rubin RT, Holsboer-Trachsler EH: Clinical differentiation between lethal catatonia and neuroleptic malignant syndrome. Am J Psychiatry 146: 324-328, 1989
285) Fink M, Taylor MA: The many varieties of catatonia. Eur Arch Psychiatry Clin Neurosci 251; Suppl. 1: 8-13, 2001
286) Fink M, Taylor MA: Catatonia-A clinician's guide to diagnosis and treatment. Cambridge, Camnridge University Press, UK, 2003
287) Fleischhacker WW, Unterweger B, Kane JM, et al.: The neuroleptic malignant syndrome and its differentiation from lethal catatonia. Acta Psychiatr Scand 81, 3-5, 1990
288) Häfner H, Kasper S: Akute Lebensbedrohliche Katatonie. Nervenarzt 53: 385-394, 1982
289) 端山央理, 斉藤卓弥, 舘野　周, 他：修正型電気けいれん療法およびベンゾジアゼピンの併用が有効であった悪性緊張病の1症例. 臨床精神医学 35: 1215-1222, 2006
290) Hayashi H, Aoshima T, Otani K: Malignant catatonia with severe bronchorrhea and its response to electroconvulsive therapy. Prog Neuropsychopharmacol Biol Psychiatry 30: 310-311, 2006
291) 伊藤　斉, 大塚宣夫, 荻田和宏, 他：悪性症候群. 臨床精神医学 5: 1157-1170, 1976
292) 岩井一正, 大和央, 石原さかえ, 他：致死性緊張病像の路線化を来たした悪性症候群の1例. 精神医学 34: 913-916, 1992
293) 岩瀬正次：致死性緊張病の1例について. 精神医学 18: 1171-1180, 1976
294) 地引逸亀：遅発緊張病と悪性緊張病. 精神神経誌 106: 242-248, 2004
295) Koch M, Chandragiri S, Rizvi S, et al.: Catatonia signs in neuroleptic malignant syndrome. Compr Psychiatry 41: 73-75, 2000
296) 小割健太郎, 三原卓巳, 川向哲也, 他：誤嚥性肺炎の合併のために診断・治療に苦慮した悪性緊張病の1例. 精神科 10: 85-89, 2007

297) 工藤義雄:急性致死性緊張病.精神神経誌 65: 1029-1044, 1963
298) Lachner C, Sandson NB: Medical complications of catatonia: a case of catatonia-induced deep venous thrombosis. Psychosomatics 44: 512-514, 2003
299) Lee A, Glick DB, Dinwiddlie SH: Electroconvulsive therapy in a pediatric patient with malignant catatonia and paraneoplastic limbic encephalitis. J ECT 22: 267-270, 2006
300) McCall WV, Mann SC, Shelp FE, et al.: Fatal pulmonary embolism in the catatonic syndrome: two case reports and a literature review. J Clin Psychiatry 56: 21-25, 1995
301) Mann SC, Caroff SN, Bleier HR, et al.: Lethal catatonia. Am J Psychiatry 143, 1374-1381, 1986
302) Mann SC, Caroff SN, Keck PE, et al.: Malignant catatonia. In; Neuroleptic malignant syndrome and related conditions. p121-143, Washington, DC, American Psychiatric Publishing, Inc. 2003
303) 三好功峰,出口武夫,本多 進,他:「発熱と緊張病」—所謂致死性緊張病及びその近縁疾患について.精神神経誌 70: 52-65, 1968
304) 三好攻峰:悪性症候群と致死性緊張病.精神科治療学 4: 953-961, 1989
305) 西嶋康一,高野謙二:体液モノアミン動態に異常所見を示した悪性緊張病の1例—悪性症候群の所見との比較.精神医学 49: 393-399, 2007
306) Nisijima K: Malignant catatonia accompanied by high urinary catecholamine levels mimicking the presentation of pheochromocytoma. Psychiatry Clin Neurosci 63: 428-429, 2009
307) Nolen WA, Zwaan WA: Treatment of lethal catatonia with electroconvulsive therapy and dantrolene sodium: a case report. Acta Psychiatr Scand 82: 90-92, 1990
308) Northoff G: Catatonia and neuroleptic malignant syndrome: psychopathology and pathophysiology. J Neural Trans 109, 1453-1467, 2002
309) Northoff G, Kötter R, Baumgart F, et al.: Orbitofrontal cortical dysfunction in akinetic catatonia: a functional magnetic resonance imaging study during negative emotional stimulation. Schizophr Bull 30: 405-427, 2004
310) Ono Y, Manabe Y, Hamakawa Y, et al.: Steroid-responsive encephalitis lethargia syndrome with malignant catatonia. Intern Med 46: 307-310, 2007
311) Otani K, Hayashi H, Suzuki A, et al.: Malignant catatonia and neuroleptic malignant syndrome. Prog Neuropsychopharmacol Biol Psychiatry 30: 1184-1185, 2006
312) 小山康則,鈴木一正,本多知子,他:高齢期に悪性緊張病による呼吸障害をおこし,ECTが著効した1例.精神医学 48: 51-55, 2006
313) Philbrick KL, Rummans TA: Malignant catatonia: sequelae and treatment. 1992 American Psychiatric Association Annual Meeting New Research Program and

Abstracts, Washington, DC: American Psychiatric Association; 57, 1992
314) Philbrick KL, Rummans TA: Malignant catatonia. J Neuropsychiat Clin Neurosci 6: 1-13, 1994
315) Shill HA, Stacy MA: Malignant catatonia secondary to sporadic encephalitis lethargica. J Neurol Neurosurg Psychiatry 69: 402-403, 2000
316) Singerman B, Raheja R: Malignant catatonia -a continuing reality. Ann Clin Psychiatry 6: 259-266, 1994
317) Stauder KH: Die tödliche Katatonie. Arch f Psychiat 102: 614-634, 1934（伊藤昇太訳: 精神医学 19: 1063-1096, 1977）
318) Weder ND, Muralee S, Penland H, et al.: Catatonia: a review. Ann Clin Psychiatry 20: 97-107, 2008
319) White DAC: Catatonia and the neuroleptic malignant syndrome- a single entity? Br J Psychiatry 161: 558-560, 1992
320) Van den Eede F, Van Hecke J, Van Dalfsen A, et al.: The use of atypical antipsychotics in the treatment of catatonia. Eur Psychiatry 20: 422-429, 2005

文献補追

321) Downey GP, Rosenberg M, Caroff S, et al.: Neuroleptic malignant syndrome: patients with unique clinical and physiologic features. Am J Med 77: 338-340, 1984
322) Gabuzda DH, Frankenburg FR: Fever caused by lithium in a patient with neuroleptic malignant syndrome. J Clin Psychopharmacol 7: 283-284, 1987
323) Addonizio G, Susman VL: Neuroleptic malignant syndrome: a clinical approach. Mosby Year Book, Inc. St. Louis, 1991
324) Keck PE, Sebastianelli J, Pope HG, et al.: Frequency and presentation of neuroleptic malignant syndrome in a state psychiatric hospital. J Clin Psychiatry 50: 352-355, 1989
325) Adityanjee, Mathews T, Aderibigbe YA: Proposed research diagnostic criteria for neuroleptic malignant syndrome. Int J Neuropsychopharmacol 2: 129-144, 1999
326) Tormey WP, Cronin T, Devlin JD: Hyponatraemia masquerading as neuroleptic malignant syndrome. Br J Psychiatry 150: 412, 1987
327) Sekijima Y, Hoshi K, Kasai H, et al.: Three patients with isolated adrenocorticotropin deficiency presenting with neuroleptic malignant syndrome-like symptoms. Intern Med 40: 510-514, 2001
328) Powers P, Douglass TS, Waziri R: Hyperpyrexia in catatonic states. Dis Nerv System 37: 359-361, 1976
329) Regestein QR, Alpert JS, Reich P: Sudden catatonic stupor with disastrous outcome. JAMA 238: 618-620, 1977

330) Murphy GM, Kremer C, Rodrigues HE, et al.: Pharmacogenetics of antidepressant medication intolerance. Am J Psychiatry 160: 1830-1835, 2003
331) Lattanzi L, Danesi R, Lastella M, et al.: Serotonin syndrome and the T$_{102}$ → C polymorphism of the 5-HT$_{2A}$ receptor: a case report. Bipolar Disord 10: 655-656, 2008
332) Sampson E, Warner JP: Serotonin syndrome: potentially fatal but difficult to recognize. Br J Gen Pract 49: 867-868, 1999
333) Dalmau J, Gleichman AJ, Hughes EG, et al.: Anti-NMDA-receptor encephalitis: case series and analysis of the effects of antibodies. Lancet Neurol 7: 1091-1098, 2008
334) Northoff G, Lins H, Böker H, et al.: Therapeutic efficacy of N-Methyl D-aspartate antagonist amantadine in febrile catatonia. J Clin Psychopharmacol 19: 484-486, 1999

索　引

〔数字〕
－141C Inc/Del 多型　59
¹²³I IMP　58
¹²³I-IBZM　58
¹²³I-Iodobenzamide　58
3,4-dihydroxyphenlalanine　52
3-methoxy-4-hydroxy-phenylethlenegly-col（MHPG）　52
5-HIAA　51, 56, 84
5-HT behavioral syndrome　63, 74
5-HT₁A 受容体　87
5-HT₁A 受容体作動薬　66
5-HT₁B/₁D 受容体作動薬　67
5-HT₂A 受容体　87
5-HT₂A 受容体の遺伝子多型　69
5-HT₂A 受容体遮断作用　89
5-hydroxy-L-tryptopham (5-HTP)　87
5-hydroxytryptophan　63
5-MeODMT　63
8-OH-DPAT　63

〔A〕
アドレナリン　52
アルドラーゼ　18
悪性緊張病　57
悪性高熱症　8
悪性症候群（NMS）　91

ACTH 欠損症　38
ADH　36
amantadine　40, 103
amitriptyline　51, 65
amobarbital　100
amoxapine　7
amphetamine　38
aripiprazole　47

〔B〕
ブタストレス症候群　61
benzodiazepine 系抗不安薬　103
bromocriptine　40, 103
buspirone　66

〔C〕
チトクローム P450（CYP）2D6 遺伝子多型　59
遅発型悪性症候群　14
致死性緊張病　91, 93
Ca-induced Ca release : CICR　27
chlorpromazine　80, 87
cholinergic rebound　9, 20
citalopram　64
clomipramine　65, 76
clonazepam　83
clorgyline　87

clozapine　11
cocaine　38
CYP2D6 遺伝子　69
cyproheptadine　80, 83, 87

〔D〕
デポ薬　9, 21
ドパミン D2 受容体　5
ドパミントランスポータ　59
電気けいれん療法　43, 92
dantrolene　26, 40, 43, 80, 87, 103
dextromethorphan　67
diazepam　41, 76, 100
Disseminated intravascular coagulation
　（DIC）　24, 31, 39
distigmine bromide　37
donepezil　7
donperidone　5
DOPA　52
droperidol　5
DSM-Ⅳ　14

〔E〕
ecstasy　38
ECT　43, 45, 92, 100, 103

〔F〕
Fawn-Hooded ラット　60
fluoxetine　64
fluphenazine decanoate　1

fluphenazine enanthate　1, 20
fluvoxamine　64, 65

〔G〕
グルタミン酸異常仮説　52
GABA　56, 87
GABA 欠乏仮説　52

〔H〕
肺塞栓症　103
白血球増加　71, 94
反射亢進　71, 79
肥満症治療薬　68
非定型抗精神病薬（第二世代抗精神病薬）
　4, 5, 102
haloperidol　100
halothane　26
HVA　56, 57

〔I〕
IgE　18
imipramine　65
iproniazid　63

〔J〕
常染色体優性遺伝　26

〔K〕
健忘　47
血清アミラーゼ　18

血清CK値　71, 94
血清鉄　18
骨格筋異常仮説　49
古典的熱射病　30
抗NMDA受容体脳症　102
抗利尿ホルモン（ADH）　35
急性腎不全　33
ketanserin　87

〔L〕
L-dopa　24, 25, 40, 43, 49
L-tryptophan　63
lead-pipe　94
linezolid　68
lorazepam　102

〔M〕
ミオグロビン　18, 32, 36
ミオクローヌス　10, 71, 79
MAO阻害薬　64, 65
MC/NMS syndrome　98
MDMA　38, 67, 68
memantine　87
methylphenidate　38
methylpredonisolone　42
methysergide　80
metoclopramide　5
MHPG　52
mirtazapine　80
MK-801　87

moclobemide　66
MRSA感染症　68

〔N〕
ノルアドレナリン　52
ニューロメラニン色素　58
熱中症　28
熱射病　3, 28
nefazodone　64
neuroleptic-related heat stroke　30, 34
nifezipine　51
（NMDA）受容体拮抗薬　52, 87

〔O〕
横紋筋融解症　31
olanzapine　11, 89, 102

〔P〕
パーキンソン症候群　6
p-chloramphetamine　63
pargyline　60
paroxetine　64, 65, 69
pentazocine　67
PET　58
pethidine　63, 67
pipamperone　87
preoptic area and anterior hypothalamus　30
prochlorperazine　5
promethadine　5

propranolol　80, 87
PSS　61

〔Q〕
quetiapine　47

〔R〕
レビー小体病　8
リアノジン1受容体の遺伝子　59
リアノジン3受容体の遺伝子　59
リアノジン受容体　26
労作性熱射病　30
risperidone　11, 87, 89
ritanserin　80, 87

〔S〕
セロトニン症候群　7, 38, 60
三環系抗うつ薬　7
選択的セロトニン再取り込み阻害薬
　　（SSRI）　6
深部静脈血栓症　103
視索前視床下部（PO/AH）　30, 60
小脳萎縮　83
小脳失調症　47
早発型悪性症候群　14
水中毒　23, 34, 35
selegiline　66
serotonin toxicity　74
sertraline　64, 65
SIADH　34, 36

sibutramine　68
Sjögren症候群　38
SNRI（セロトニン・ノルアドレナリン
　　再取り込み阻害薬）　66
SPECT　58
SSRI　6, 7
St. John's wort　67
succinylcholine　26, 46
sulpiride　5

〔T〕
トリプタン製剤　67
多系統萎縮　8
蛋白細胞解離　18
炭酸リチウム　6, 66
多臓器不全　39
定型抗精神病薬（第一世代抗精神病薬）
　　4, 5
突発型悪性症候群　14
tandospirone　67
Taq Iの多型　59
thiopental　46
tiapride　5
tramadol　67
tranylcypromine　66
trazodone　65
tryptophan　60

〔U〕
ウブレチド　37

[V]
vanillylmandelic acid (VMA)　52
vecuronium　48
verapamil　51

[W]
WAY 100635　87
Wilson 病　38

[Y]
有機リン中毒　36

[Z]
全身こむら返り病　38
髄液中のモノアミン動態　54
髄液 HVA　57, 84
髄液 NA　84
zonisamide　7

著者略歴

西嶋 康一 Nishijima Koichi

現職：自治医科大学精神医学教室 准教授

1979年 山形大学医学部卒業
同年 自治医科大学精神科教室入局
1990年 自治医科大学精神医学教室助手
1990年 上都賀総合病院精神神経科医長
1992年 国立精神・神経センター第三部研究員
1996年 自治医科大学精神医学教室講師
2000年 自治医科大学精神科准教授

専門：臨床精神薬理学

学会：日本生物学的精神医学会（評議委員）、日本神経精神薬理学会（評議委員）、
日本精神科診断学会（評議委員）、日本精神神経学会（専門医）、
日本臨床精神神経薬理学会（専門医）、悪性高熱研究会（会員）、その他

© 2010　　　　　　　　　　　　　　　第1版発行　2010年1月25日

悪性症候群とその周辺疾患

著者　西　嶋　康　一

（定価はカバーに表示してあります）

発行者　林　　峰　子
発行所　株式会社 新興医学出版社
〒113-0033　東京都文京区本郷6-26-8
電話　03（3816）2853
FAX　03（3816）2895

〈検印廃止〉

印刷　株式会社 藤美社　　ISBN978-4-88002-806-4　　郵便振替　00120-8-191625

・本書の複製権・上映権・譲渡権・公衆送信権（送信可能化権を含む）は株式会社新興医学出版社が保有します。
・JCOPY〈（社）出版者著作権管理機構 委託出版物〉
本書の無断複写は著作権法上での例外を除き禁じられています。複写される場合は、そのつど事前に（社）出版者著作権管理機構（電話 03-3513-6969、FAX 03-3513-6979、e-mail : info@jcopy.or.jp）の許諾を得てください。